forum ANGEWANDTE LINGUISTIK
BAND 37

Gesellschaft für Angewandte Linguistik e.V.

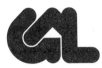

Gesellschaft für Angewandte Linguistik GAL e.V.

forum ANGEWANDTE LINGUISTIK
BAND 37

Linguistische Berufe

Ein Ratgeber zu aktuellen
linguistischen Berufsfeldern

Herausgegeben von
Michael Becker-Mrotzek,
Gisela Brünner, Hermann Cölfen

Unter Mitarbeit von Annette Lepschy

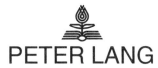

PETER LANG

Frankfurt am Main · Berlin · Bern · Bruxelles · New York · Oxford · Wien

Die Deutsche Bibliothek - CIP-Einheitsaufnahme

Linguistische Berufe : ein Ratgeber zu aktuellen linguistischen Berufsfeldern /
Michael Becker-Mrotzek ... (Hrsg.) unter Mitarb. von Annette Lepschy. -
Frankfurt am Main ; Berlin ; Bern ;
Bruxelles ; New York ; Oxford ; Wien : Lang, 2000
  (Forum angewandte Linguistik ; Bd. 37)
  ISBN 3-631-36820-8

Umschlag: Carola Vogel

Gedruckt auf alterungsbeständigem,
säurefreiem Papier.

ISSN 0937-406X
ISBN 3-631-36820-8

© Peter Lang GmbH
Europäischer Verlag der Wissenschaften
Frankfurt am Main 2000
Alle Rechte vorbehalten.

Printed in Germany 1 2 3 4 6 7

Inhaltsverzeichnis

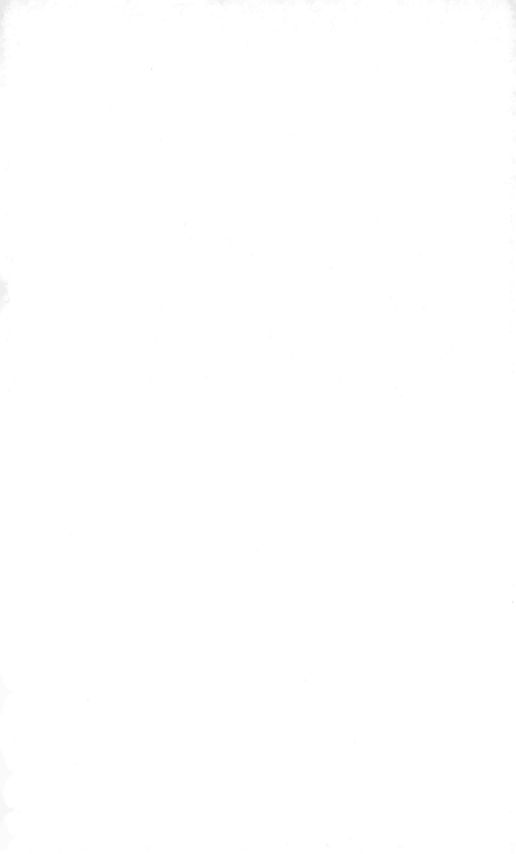

Zum Geleit

„Wissenschaftler gründen Firma, patentieren Forschungsergebnisse, gehen an die Börse". Solche und ähnliche Schlagzeilen signalisieren ein offenbar neues Verständnis von Wissenschaft – jedenfalls, was die veröffentlichte Meinung betrifft. Man mag dies befürworten oder bedauern: Die Öffnung der Wissenschaften zur Technik, zur Wirtschaft, ja zum öffentlichen Leben generell ist längst in vollem Gange. Damit vollzieht sich ein in seinen Folgen noch kaum überschaubarer Strukturwandel der Wissenschaften: Angewandte Wissenschaft ist längst kein Aschenputtel mehr (wie noch vor wenigen Jahrzehnten), sondern ist dabei, sich zum postmodernen Leitbild von Wissenschaft zu entwickeln. Natürlich: Grundlagenforschung bleibt eine notwendige Bedingung für Wissenschaften. Ungeachtet aber aller Sonntagsreden, die nach wie vor die Priorität der Grundlagenforschung fordern und feiern, stellt sich heute verschärft die Frage nach den hinreichenden Bedingungen erfolgreicher Wissenschaften, d.h. die Frage nach ihrer Fähigkeit, Beiträge zur Lösung gesellschaftlicher Probleme anzubieten. Dazu gehört auch die Anwendung wissenschaftlicher Ausbildung in bestimmten Berufen. „Welche berufliche Relevanz hat (m)ein Studium?" wird daher immer mehr zur Gretchenfrage wissenschaftlicher Disziplinen.

Eine Antwort darauf fällt naturgemäß jenen Wissenschaften leichter, die ihre Absolventen in etablierte Berufe entlassen, z.B. Medizin, Chemie, Jura oder Psychologie. Hier war und ist der Austausch zwischen Wissenschaft und Öffentlichkeit eingespielt und mehr oder weniger selbstverständlich. Entsprechend klar wissen Abiturienten, Absolventen, Professoren oder Arbeitsämter über die Berufsbedingungen in ihrem Fach Bescheid.

Vergleichbares ist in den Sprachwissenschaften nicht der Fall. „Was kann man mit Linguistik im Beruf anfangen?" ist daher eine Frage, die immer häufiger und nachdrücklicher in Studien- und Berufsberatungen, aber auch darüber hinaus gestellt wird. Natürlich zunächst von den direkt Betroffenen: von den Abiturienten, den Studierenden der Lehramts-, MA- und BA-Studiengänge, von Linguistik-Absolventen, von Doktoranden. Ratlosigkeit bei dieser Frage beschleicht aber auch viele Universitätslehrer der Linguistik.

Antworten darauf will der vorliegende Ratgeber *Linguistische Berufe* geben. Ziel ist die übersichtliche und verständliche Zusammenstellung umfassender, breit angelegter und vor allem aktueller Informationen zur beruflichen Orientierung von und für Linguistinnen und Linguisten und solche, die es werden wollen. Dass dieses Buch unter der Schirmherr-schaft der *Gesellschaft für Angewandte Linguistik* (GAL) entstand, ist kein Zufall: Seit ihrer Gründung vor 30 Jahren bemüht sich die GAL (mit inzwischen ca. 1000 Mitgliedern) intensiv um die Förderung linguisti-scher Forschung unter dezidiert praxisrelevanter Perspektive. Viele Er-fahrungen, Perspektiven und konkrete Arbeitsmöglichkeiten, die in die-sem Buch dargestellt werden, resultieren aus dieser engen Verzahnung von akademischer Forschung und gesellschaftlicher bzw. beruflicher Umsetzung der Methoden und Ergebnisse.

Ich verbinde meinen Dank an alle BeiträgerInnen und die Heraus-geberInnen mit der Hoffnung, dass dieses Buch in Zukunft in Schulen, in Arbeitsämtern, bei Studienberatungen, an linguistischen Lehrstühlen, vielleicht sogar in Kultus- und Wissenschaftsministerien zur Kenntnis genommen wird. Zugleich hoffe und erwarte ich, dass mit diesem Buch unser Profil als Angewandte Linguistik im inneruniversitären Wettstreit der Angebote und Ideen gestärkt wird. Ebenso sollen auch die Arbeitge-ber eine bessere Orientierung bekommen, was sie von LingustInnen er-warten können.

Entscheidend aber ist, dass dieses Angebot seinen Zweck erfüllt – nämlich Verbindungen und Zugangsmöglichkeiten zu Berufen zu ver-deutlichen, die bei genauerem Hinsehen ohne eine sprachwissenschaftli-che Fundierung kaum erfolgreich ausgeübt werden können. In diesem Sinn verbinde ich mit diesem Buch die Erwartung, dass es für alle eine Orientierung darstellt, die mit Sprachwissenschaft in Berührung kommen (wollen) oder während des Studiums bereits an ihre berufliche Zukunft denken. Ich wünsche dem Buch Aufmerksamkeit, Verbreitung und Reso-nanz, kurz: Erfolg.

Prof. Dr. Gerd Antos

Präsident der Gesellschaft für Angewandte Linguistik (GAL e.V.)

Einleitung: Linguistik für den Beruf studieren

Michael Becker-Mrotzek / Gisela Brünner

1 Ziele und Zielgruppen dieses Buches

Die moderne Linguistik (Sprachwissenschaft) ist eine noch junge Disziplin, auch wenn ihre Wurzeln bis in die Antike zurückreichen. Sie beschäftigt sich mit der menschlichen Sprache und Kommunikation: mit ihren Formen und Struktureigenschaften, ihren Funktionen für das Denken und Handeln sowie ihrer Rolle im gesellschaftlichen Prozess. Das Spektrum der Untersuchungen ist dabei weit gespannt, es reicht von der grammatischen Beschreibung der Einzelsprachen bis zur Analyse beruflicher und privater Kommunikation.

Dieses Buch informiert über Berufsfelder für AbsolventInnen[1] linguistischer Studiengänge und über berufliche Anwendungen linguistischer Methoden und Erkenntnisse. Weil Linguistik im Schulunterricht kaum vermittelt wird und in der Öffentlichkeit wenig bekannt ist, besteht hier ein großer Informationsbedarf – bei Abiturienten ebenso wie bei (potentiellen) Arbeitgebern. Es gibt nur wenige gefestigte linguistische Berufsbilder, die im öffentlichen Bewusstsein und in der Arbeitswelt verankert sind, wie z.B. Rechtsanwalt, Arzt oder Dolmetscher. Zu den etablierten Berufsfeldern für LinguistInnen gehören insbesondere der Sprachunterricht, das Verlagswesen und die linguistische Forschung.

Seit den 80er-Jahren sind mehrere Publikationen zu linguistischen Berufsfeldern außerhalb von Universität und Schule erschienen, u.a. auch ein Heft der „Blätter zur Berufskunde" der Bundesanstalt für Arbeit: „Sprachwissenschaftler/in, Computerlinguist/in, Phonetiker/in" (1989). Jedoch hat es in den letzten 10 Jahren Weiterentwicklungen in den Anwendungs- und Tätigkeitsbereichen gegeben und eine Vielzahl neuer berufsorientierter Studiengänge ist hinzu gekommen (s. Blamberger & Glaser & Glaser (Hrsg.), 1993, Jäger & Schönert (Hrsg.), 1997). Deshalb scheint es an der Zeit, über neuere linguistische Berufsfelder außerhalb

---

1 Im Folgenden wird das große „I" verwendet, wenn es um Personen geht; zur Kennzeichnung von Berufsbezeichnungen und Funktionen verwenden wir meist die maskuline Form.

von Universität und Schule zu informieren sowie auf Veränderungen in den etablierten Berufsfeldern aufmerksam zu machen. Schulabgängern und Studierenden, aber ebenso ihren Lehrern und Beratern in Schule, Universität oder Arbeitsamt soll damit eine Orientierungs- und Entscheidungshilfe geboten werden. Personalverantwortliche in Wirtschaft, Verwaltung und anderen gesellschaftlichen Institutionen, die (potentielle) Arbeitgeber für Absolventen linguistischer Studiengänge sind, möchten wir darüber informieren, welchen Nutzen sie von linguistischen Qualifikationen erwarten dürfen. Nicht zuletzt hoffen wir, auch zur forschungs- und hochschulpolitischen Diskussion und Steuerung berufsqualifizierender Studiengänge beizutragen, indem wir konkrete berufliche Leitbilder benennen und darstellen.

2 Entwicklungen der gesellschaftlichen Kommunikation

Die Formen der gesellschaftlichen Kommunikation unterliegen weltweit einem erheblichen Veränderungsdruck. Die Bedingungen, unter denen wir privat und insbesondere beruflich miteinander kommunizieren, werden sich auch künftig rasant verändern, denn sie sind Teil der gesamtgesellschaftlichen Entwicklung. Die Anforderungen an die beruflichen Kommunikationsfähigkeiten werden sich weiter erhöhen. Hierfür sind im Wesentlichen drei Entwicklungstendenzen verantwortlich: die Globalisierung der Märkte, der technologische Fortschritt und der Wettbewerbsdruck (vgl. Konegen-Grenier, 1999).

Die *Globalisierung der Märkte* führt unmittelbar zu einer Internationalisierung des wirtschaftlichen und beruflichen Handelns. Daraus leitet sich ein erhöhter Bedarf an Zwei- bzw. Mehrsprachigkeit und Übersetzungstätigkeiten her. Da mit einer Sprache die kulturellen Werte einer Gesellschaft aufs Engste verknüpft sind, wachsen im gleichen Maße auch die Anforderungen an die interkulturellen Kompetenzen. Insofern steigt hier nicht nur der Bedarf an Übersetzern, sondern es vermehren sich auch die kommunikativen Anforderungen in vielen anderen Berufsfeldern.

Die *technische Entwicklung* ist nicht nur wesentlicher Motor der Globalisierungsprozesse, sondern zugleich auch eine zentrale Bedingung für neue Kommunikationsanlässe und -formen. Die immer komplexer werdenden technischen Geräte in Alltag und Berufswelt schaffen für ihre Nutzer einen erhöhten Informationsbedarf, etwa in Form von Bedienungsanleitungen und Instruktionen. Aber auch Entwicklung, Produktion und Wartung komplexer Technologie beruhen wesentlich auf dem sprachlichen Austausch und der (schriftlichen) Archivierung von Informationen.

Darüber hinaus entstehen durch die neuen Technologien neue Formen der technisierten Kommunikation, die vielfach mit dem Stichwort der *Neuen Medien* umschrieben werden. Die digitale Speicherung von Informationen in Computern und ihre elektronische Weiterleitung über das Internet sind neue technische Möglichkeiten, für die sich z.Z. entsprechende Kommunikationsformen entwickeln. Schreiben und Lesen finden zunehmend in elektronischen Umgebungen statt. Das Verfassen von Texten für das Internet, sog. Hypertexte, ihre multimediale Verknüpfung mit anderen Darstellungsformen und das Suchen entsprechender Informationen erfordern neue Produktions- und Rezeptionsstrategien. Auch die mündliche Kommunikation verlässt zunehmend die unmittelbare Interaktion und wird ergänzt durch technisch vermittelte Formen, wie z.B. Videokonferenzen. In diesem Bereich entstehen z.Z. völlig neue, hochgradig kommunikationsintensive Tätigkeitsbereiche mit ausgeprägten Anforderungen an die sprachlichen Fähigkeiten.

Schließlich verändert auch der *Wettbewerbsdruck* die kommunikativen Erfordernisse in beinahe allen gesellschaftlichen Bereichen. Qualifizierte Beratungs- und Serviceleistungen werden zu einem wichtigen Kriterium wirtschaftlichen Erfolgs und verlangen ein intensiveres und verbessertes Eingehen auf die Bedürfnisse von Kunden. Der Wettbewerb und der rasante technische Wandel machen neue, flexible Organisations- und Produktionsstrukturen erforderlich, die sich unmittelbar in einer veränderten Personalpolitik und in flacheren Hierarchie- und Kommunikationsstrukturen niederschlagen. An die Stelle strikt definierter Zuständigkeiten und Hierarchien mit langen Kommunikationswegen treten offenere, weniger hierarchische Strukturen mit flexibleren Verantwortlichkeiten. Damit wachsen zugleich die Anforderungen an die kommunikativen Fähigkeiten der Beschäftigten, die in Fort- und Weiterbildungen an diese neuen Formen der Unternehmenskommunikation herangeführt werden müssen. Denn die Arbeit in weitgehend selbstständigen Kleingruppen erfordert andere kommunikative Kompetenzen als das Befolgen von Anweisungen.

Diese gesellschaftlichen Entwicklungen und die skizzierten Auswirkungen auf die berufliche Kommunikation verändern die traditionellen sprachbezogenen Berufsfelder und schaffen zugleich auch neue Berufe. Die Tätigkeiten der Sprachlehrer, Übersetzer, Dolmetscher oder Journalisten erfordern zusätzliche, neue Fertigkeiten wie beispielsweise den Umgang mit den Neuen Medien. Zugleich entstehen im Bereich der Neuen

Medien neue Berufe, etwa bei der Entwicklung von Software oder bei der Technischen Dokumentation. Wegen der dynamischen technischen und wirtschaftlichen Entwicklung gerade auf diesem Feld existieren hier kaum eindeutig definierte Berufsbilder und Zugangsvoraussetzungen; typisch sind vielmehr flexible Berufsbiographien, die durch Kombinationen unterschiedlicher Ausbildungs- und Studieninhalte geprägt sind. Gute allgemeine und insbesondere englische Sprachkenntnisse gehören aber in jedem Fall dazu.

Das *Bildungssystem* reagiert auf diese Herausforderungen nur sehr zögerlich. Neue schulische Richtlinien und politische Willensbekundungen lassen zwar die deutliche Absicht erkennen, Unterrichtsinhalte und Vermittlungsformen den veränderten Erfordernissen anzupassen, allerdings zeigt die Praxis eine erhebliche Beharrungstendenz. Verantwortlich hierfür sind eine überalterte Lehrerschaft, eine Überregulierung durch die Schulverwaltung sowie fehlende finanzielle Ressourcen für systematische Lehrerfortbildung und für Gerätebeschaffungen; diese Bedingungen behindern eine zügige Reform des Schulsystems. Initiativen wie beispielsweise „Schulen ans Netz" fördern nach wie vor nur einzelne Projekte und führen noch nicht zu flächendeckenden Innovationen.

Die Universitäten können aufgrund ihrer größeren Autonomie flexibler reagieren. Sie richten neue berufsbezogene Studiengänge ein, sowohl grundständige wie aufbauende. Deren Erfolg wird jedoch entscheidend davon abhängen, ob hierfür auch die erforderlichen personellen Mittel bereitgestellt werden, indem beispielsweise entsprechende Stellen umgewidmet werden. Im Bereich der Geisteswissenschaften und Philologien wäre es also sinnvoller, frei werdende Stellen mit neuen anwendungs- und praxisorientierten Aufgaben neu auszuschreiben, als sie zu streichen.

Für das Bildungssystem wie für den Einzelnen ergibt sich aus den veränderten Bedingungen die unumgängliche Notwendigkeit zum lebenslangen Lernen. Damit diese allgemein akzeptierte Forderung aber auch praktisch wirksam werden kann, müssen die Rahmenbedingungen hierfür geschaffen werden. So dürfen Schule und Universität nicht länger als Instanzen einer Wissensvermittlung auf Vorrat konzipiert werden, sondern als Orte, die Lernprozesse der unterschiedlichsten Art initiieren (Lernerautonomie) und damit die Grundlagen für das weitere Lernen schaffen. Konkret bedeutet das, neue Lehr-, Lern- und Organisationsformen zu entwickeln, die sowohl Fachwissen als auch grundlegende Fertigkeiten und Methoden umfassen. Dazu gehören gerade auch sprachlich-kommunikative Fähigkeiten. Weiterbildung muss nicht nur organisatorisch und finanziell abgesichert sein, sondern zu einem selbstverständlichen Bestandteil der individuellen Berufsbiographie werden. Die Entwicklung zu einer Informationsgesellschaft muss begleitet sein von einer neuen Kultur des Lernens und der Kommunikation, des Austauschs mit anderen.

3 Entwicklungen in der Angewandten Linguistik

Die Linguistik hat sich in den letzten Jahrzehnten immer deutlicher professionalisiert. *Professionalisierung* bezeichnet den historischen Prozess, in dem sich Wissenschaften von primär theoretischen zu angewandten Disziplinen entwickeln, die dann auch eigene neue Berufe konstituieren. So hat sich eine Angewandte Linguistik entwickelt, die auf breit angelegter linguistischer Forschung zu vielfältigen disziplinären Gegenständen beruht. Das Spektrum umfasst die kognitive Verarbeitung von Sprache und Text ebenso wie die interkulturelle Kommunikation, den Sprachunterricht und Fremdsprachenerwerb, die institutionelle und fachsprachliche Kommunikation oder den Umgang mit den Neuen Medien. Große Teile des wissenschaftlichen Wissens darüber besitzen eine Anwendungsrelevanz, ein Lösungspotenzial für bestehende gesellschaftliche Probleme.

Die Endstufe der Professionalisierung sind stets klar abgegrenzte, etablierte Berufe, für die es anerkannte Zugangsberechtigungen unter disziplinärer Kontrolle gibt. Diese Endstufe hat die Linguistik als Disziplin noch nicht erreicht. Das drückt sich u.a. darin aus, dass es keine verallgemeinerten Diplomstudiengänge gibt, sondern Linguistik entweder als Teil der Lehrerausbildung mit einem Staatsexamen oder mit dem Magister abgeschlossen wird – neuerdings auch mit dem Bakkalaureus/Bachelor oder Master. Die berufliche Anwendung linguistischen Wissens findet in verschiedenen Professionen durchaus statt, aber noch kaum in eigenständigen linguistischen Berufen.

Hierbei spielt die Konkurrenz mit anderen Disziplinen (z.B. Psychologie) auf dem Arbeitsmarkt eine Rolle, aber auch die Bedeutung, die der wissenschaftliche Gegenstand im Alltag hat. Kommunikation und sprachliches Handeln sind ja alltägliche Tätigkeiten der Menschen, die darüber umfangreiche Alltagserfahrungen und -kenntnisse besitzen. Die Annahme von Laien, das sprachliche Alltagswissen sei für alle Problemfälle ausreichend, verstellt den Blick auf Erfordernisse nach linguistischem Spezialwissen. In diesem Sinne handelt die Praxis oft „blind". Ein Bedarf nach wissenschaftlicher Kompetenz und Beratung entsteht erst, wenn das sprachliche Alltagswissen in der beruflichen Kommunikation versagt oder sich als unzureichend erweist. Dies kann z.b. der Fall sein bei der Suche nach Erklärungen für das Scheitern geschäftlicher Verhandlungsgespräche oder bei der Entscheidung über die zweckmäßigste Gestaltung von Vordrucken oder Webseiten.

Am Beispiel der *Angewandten Gesprächsforschung* (Brünner/Fiehler/ Kindt (Hrsg.), 1999; Becker-Mrotzek & Brünner 1999) lässt sich exemplarisch zeigen, wie sich der Professionalisierungsprozess vollzieht. Aus der linguistischen Gesprächs- und Diskursanalyse heraus hat sich im vergangenen Jahrzehnt eine Angewandte Diskursforschung entwickelt, die das sprachlich-kommunikative Handeln in gesellschaftlichen Praxisfeldern und Institutionen empirisch untersucht und dabei ausdrücklich auf die Anwendung ihrer Ergebnisse in dieser Praxis abzielt.

Angestoßen durch die Entwicklung der linguistischen Pragmatik beschäftigten sich seit Mitte der 70er-Jahre zahlreiche Untersuchungen mit der mündlichen kommunikativen Praxis. Wer etwas erfahren wollte über die Gesprächspraxis, tat dies fortan mit Tonband und Video. Der Blick fiel von Beginn an auf die kommunikationsintensiven gesellschaftlichen Institutionen wie Schule, Justiz, Verwaltung, Handel oder Gesundheitswesen, in denen zahlreiche Aufgaben ganz oder überwiegend sprachlich bewältigt werden. Das Erkenntnisinteresse war zunächst auf die Strukturen, Elemente und Funktionsweisen von Gesprächen und Diskursen gerichtet. Was tun wir, wenn wir miteinander sprechen? Welchen Beitrag leistet die Sprache für die Verständigung in Alltag und Beruf?

Die wissenschaftlichen Erkenntnisse weckten auch das Interesse der untersuchten SprecherInnen. ÄrztInnen etwa, die ihre Gespräche mit den PatientInnen für die Analyse zur Verfügung gestellt hatten, wollten erfahren, ob ihre „Gesprächstechniken" gut seien. Und so wurden Seminare für PraktikerInnen durchgeführt, die den Blick auf ein neues Forschungsdesign eröffneten: die *Gesprächsforschung für die Praxis*. Denn den PraktikerInnen geht es weniger um eine wissenschaftliche Beschreibung ihres Gesprächsverhaltens als vielmehr um Evaluation und konstruktive Kritik. Damit war – quasi von außen – die Frage nach handlungspraktischen Empfehlungen gestellt.

Nun entstanden Arbeiten, die bereits unter der Perspektive ihrer praktischen Verwendbarkeit konzipiert waren. Ausgangspunkt ist eine Problemlage in der Praxis, die mit der Absicht analysiert wird, zu ihrer Lösung beizutragen. Dabei ist zu beobachten, dass die Probleme zunehmend von den betroffenen Institutionen selbst an die GesprächsanalytikerInnen herangetragen werden mit der Bitte um Beratung. So etabliert sich hier ein neues Verhältnis von linguistischer Forschung und Anwendung: Nicht mehr fertige Ergebnisse werden der Praxis zur Verfügung gestellt, sondern die Praxis liefert erkenntnisleitende Fragestellungen. Auf der Grundlage so gewonnener linguistischer Erkenntnisse sind heute LinguistInnen in kommunikationsbezogener Fortbildung und Beratung beruflich tätig.

Das Beispiel der Angewandten Gesprächsforschung zeigt: Die Linguistik ist für ihren Professionalisierungsprozess wie auch für ihre empirische und theoretische Weiterentwicklung als Wissenschaft auf Impulse aus dem Beschäftigungssystem angewiesen. Anwendungsorientierte Untersuchungen zu gesellschaftlich relevanten Praxisfeldern tragen wesentlich dazu bei, auf komplexe sprachlich-kommunikative Phänomene nicht mit Reduktionen des Forschungsgegenstandes zu reagieren, sondern differenzierte Methoden und Theorien zu entwickeln.

Zu den *zukünftigen Erfordernissen* gehört deshalb, dass die Forschungsförderungseinrichtungen neben Grundlagenforschung stärker auch praxisorientierte Projekte finanzieren. Es sind längerfristige, auf Kontinuität angelegte Austauschbeziehungen und Kooperationen zwischen Wissenschaft und Praxisbereichen notwendig. Um die Kontakte zwischen Anbietern linguistischer Qualifikation (insbesondere den Universitäten) und potenziellen Abnehmern im Beschäftigungssystem auszubauen, sind sowohl regionale Transferstellen wie überregionale Dokumentationsstellen wünschenswert, die die vorhandene Expertise und die Bedürfnisse der Abnehmer miteinander vermitteln, den Transfer zwischen universitärer Arbeit und außeruniversitärer Praxis unterstützen und Studierenden Möglichkeiten zu Praktika oder anwendungsorientierten Projektarbeiten eröffnen.

Für die universitäre Ausbildung ist von Bedeutung, dass Studierende früh die Möglichkeit bekommen, linguistische Berufsfelder kennen zu lernen und in ihnen – unter Anleitung – analytische Erfahrungen zu gewinnen. Dass Lehre und Forschung an deutschen Universitäten eng aufeinander bezogen sind und sogar als Einheit begriffen werden, bietet die Chance, Studierende z.B. durch Lehr-Forschungsprojekte in anwendungsbezogene Forschungsarbeiten von HochschullehrerInnen einzubinden. Ausbildungskonzepte, in denen eine breite Grundbildung in Linguistik mit spezifischen, praxisbezogenen Kenntnissen und besonders auch Fähigkeiten verknüpft ist, die für ein Berufsfeld qualifizieren, bedürfen dringend politischer Unterstützung.

4 Linguistische Studiengänge und berufliche Basisqualifikationen

Linguistik als Kernbestandteil wird fast immer in Kombination mit anderen Fächern studiert, d.h. ist in aller Regel ein Teilstudium. Studienfächer, in die man sich an den Hochschulen einschreiben kann, sind die verschiedenen Einzelphilologien (Anglistik, Germanistik, Romanistik u.a.), die Allgemeine Sprachwissenschaft und die Angewandte Sprachwissenschaft. Linguistik als Fach kann kombiniert werden mit wirtschafts-, sozial- oder kulturwissenschaftlichen Fächern.

Darüber hinaus macht die Linguistik Studienangebote an Studierende etwa der Wirtschafts-, Natur- und Ingenieurwissenschaften, um ihnen Zusatzqualifikationen zu ermöglichen[2]. Erworben werden können z.b. Kenntnisse im Bereich der Fachkommunikation, interkulturellen Kommuniaktion, Rhetorik, zum Schreiben im Beruf, zu Öffentlichkeitsarbeit und Präsentation. Eine besonders nachgefragte Zusatzqualifikation sind (Fach-)Fremdsprachenkenntnisse, die heute in zahlreichen Berufen unabdingbar sind. In vielen Studienordnungen, beispielsweise des Studiengangs „Diplomingenieur Maschinenbau/Internationale Projektierung" der Universität Siegen, sind sie daher obligatorisch. Solche Qualifikationen werden z.t. auch gesondert zertifiziert (Zusatzstudiengänge). Linguistische Inhalte gehen ferner in zahlreiche andere Disziplinen bzw. Studiengänge ein, in denen Sprache und Kommunikation eine große Bedeutung besitzen, beispielsweise Psychologie, Medien- und Kommunikationswissenschaften.

Ein linguistisches Studium führt zu unterschiedlichen Abschlüssen. Zu den zahlenmäßig bedeutendsten zählt das Staatsexamen, das ein Lehramtsstudium abschließt; hier werden in der Regel neben Erziehungswissenschaften zwei Fächer studiert, unter denen eine Philologie sein kann. Zahlenmäßig ebenfalls bedeutsam sind die unterschiedlichen Magister- und Diplomstudiengänge, die zu einem Hochschulabschluss führen und teilweise berufsqualifizierend sind. Das Studium besteht hier in der Regel aus einem Haupt- und einem oder zwei Nebenfächern, die je nach Hochschule sehr unterschiedlich kombiniert werden können. Des Weiteren werden z.Z. an einigen Hochschulen die neuen sog. B.A.-Studiengänge (Bachelor of Arts, Bakkalaureus) eingerichtet. Eines ihrer wesentlichen Merkmale ist ihre Kürze (6 Semester); sie sollen stärker praxis- und be-

---

2 Wir danken Burkhard Schaeder für Hinweise auf Studienangebote für Studierende anderer Fächer.

rufsorientiert ausgerichtet sein. Oft kann eine vertiefende Studienphase mit dem Abschluss M.A. (Master of Arts) angeschlossen werden. Neben diesen sog. grundständigen Studiengängen gibt es eine Reihe von Aufbau- und Zusatzstudiengängen, die bereits ein abgeschlossenes Studium voraussetzen. Angeboten werden die genannten Studiengänge überwiegend an den Universitäten, teilweise aber auch an Fachhochschulen.

Zahlreiche Magister- und Diplomstudiengänge ermöglichen im Hauptstudium eine individuelle Schwerpunktsetzung, beispielsweise in den Bereichen Computerlinguistik, Phonetik, Übersetzen/Dolmetschen, Klinische Linguistik, Technische Dokumentation. Auf diese Weise ist eine gezielte Vorbereitung auf ein bestimmtes Berufsfeld möglich. Insgesamt zeigt sich zudem eine Tendenz zu modularisierten Studiengängen, d.h., das Studium setzt sich aus einzelnen Bausteinen zusammen, die jeweils mit einer eigenen Prüfung abgeschlossen und entsprechend testiert werden (European Credit Transfer System – ECTS).

Ein linguistisches Studium vermittelt wichtige *berufliche Basisqualifikationen* im Bereich Sprache und Kommunikation. Die vielleicht wichtigste ist die Kenntnis der Möglichkeiten und Probleme sprachlicher Verständigung. Denn Linguistik zu studieren bedeutet, sich immer wieder analytisch mit der gesprochenen und geschriebenen Sprache auseinander zu setzen. Dadurch werden Kenntnisse über die verschiedenen sprachlichen Teilsysteme gewonnen, die von den kleinsten Einheiten, den Lauten und Buchstaben, über Wörter und Sätze bis hin zu den großen Einheiten der Texte und Gespräche reichen. Linguistisches Wissen erlaubt es, bestimmte sprachlich-kommunikative Praktiken zu verstehen, zu bewerten und Vorschläge zu ihrer Verbesserung zu entwickeln, beispielsweise im Bereich der Fachkommunikation oder der Gesprächsführung.

Im Bereich der *mündlichen Kommunikation* vermittelt ein linguistisches Studium die Schlüsselqualifikation der Kommunikationsfähigkeit, d.h. die Fähigkeit, gemeinsam mit anderen in wechselnden Gruppen zielgerichtet zu interagieren. Hierzu gehören u.a. folgende Teilfähigkeiten:

* komplexe Sachverhalte verständlich und anschaulich zu präsentieren
* im Gespräch den anderen zuzuhören, eigene Vorstellungen zu entwickeln und gemeinsame Positionen zu erarbeiten
* Probleme in der mündlichen Kommunikation zu erkennen und Lösungsvorschläge zu entwickeln.

Im Bereich der *schriftlichen Kommunikation* vermittelt ein linguistisches Studium zentrale Fähigkeiten zur Textrezeption und Textproduktion. Hierzu zählen etwa folgende Teilfähigkeiten:

- schnelle Informationsentnahme aus Texten und deren kritische Bewertung
- Exzerpieren von Texten und Aufbereiten von Information
- Verfassen verständlicher Texte für verschiedenartige Zwecke
- Überarbeiten fremder Texte
- Entwickeln von Textmustern, Schreib- und Darstellungsstrategien.

In jedem Fall fördert ein linguistisches Studium nicht nur die eigenen kommunikativen Fähigkeiten, sondern auch die Interventionsfähigkeit. Damit ist die Fähigkeit gemeint, für manifeste oder sich abzeichnende Sprach- und Kommunikationsprobleme Lösungen zu erarbeiten. Je nach Studienschwerpunkt ist die Ausbildung eher auf eine Polyvalenz ausgerichtet, d.h., diese Fähigkeiten werden eher breit und umfassend erworben und sind damit in sehr unterschiedlichen Berufsfeldern einsetzbar. Im anderen Fall einer Spezialisierung werden einzelne Bereiche eher vertieft studiert und führen dann zu einer frühzeitigen Professionalisierung.

Zusammenfassend kann man sagen, dass ein linguistisches Studium für sprachlich-kommunikative Prozesse und ihre Probleme sensibilisiert, über sie Einsichten und zugleich Verfahren zu ihrer Bearbeitung vermittelt. Gerade für die Kommunikation in den sich rasant entwickelnden Neuen Medien ist es notwendig, die grundlegenden Prinzipien der Verständigung zu kennen und zu beherrschen, um nicht dem oberflächlichen Schein bunter Animationen zu erliegen.

5 Allgemeine Studienempfehlungen

Die folgenden Darstellungen zu den einzelnen Berufsfeldern machen deutlich, dass nach Studienabschluss ein „Kaltstart" in einen Beruf häufig schwierig ist. Der Zugang zu den Feldern wird wesentlich erleichtert, wenn Studierende bestimmte Empfehlungen für die Zeit ihres Studiums befolgen.

Die Frage nach Berufsmöglichkeiten und -qualifikationen sollte schon frühzeitig in den Blick genommen werden, nicht erst zum Ende des Studiums. Es gilt, hier gezielt Interessen zu entwickeln. Begleitende Praktika und Jobs erlauben es, ein Bild von den Verhältnissen in der Wirtschaft und anderen Institutionen zu gewinnen, Erfahrungen zu sammeln, Einblick in die dort vorhandenen sprachlich-kommunikativen Probleme zu nehmen, sich mit den Erwartungen an Sprach-/KommunikationsexpertInnen auseinander zu setzen und Kontakte zu knüpfen.

Eine breite Grundbildung in Linguistik sollte mit spezifischen praxisbezogenen Kenntnissen und Fertigkeiten gekoppelt werden. Im Rahmen von Seminar- oder Abschlussarbeiten lassen sich kleinere anwendungsorientierte Analysen durchführen, die zur Lösung praxisrelevanter Problemstellungen beitragen. Bestimmte Zusatzqualifikationen sind praktisch für alle Berufsfelder erforderlich und müssen aus eigener Initiative erworben werden.

Empfehlenswert ist es, Ressourcen und Kontakte im Umfeld der Universitäten zu nutzen. Oft gibt es nützliche „An-Institute", Vereine usw., die den Universitäten angegliedert sind, wie z.b. das Büro „Studierende und Wirtschaft" an der Universität Bielefeld, das Praktika und Kontakte zur regionalen Wirtschaft vermittelt; manche Initiativen veranstalten auch Lehrgänge, in denen Studierenden spezielle berufsrelevante Qualifikationen vermittelt werden. Eine Zusammenstellung und Beschreibung solcher Praxisinitiativen bieten Ehlert & Welbers, 1999.

AbsolventInnen sollten schließlich realistische Erwartungen haben. Auf dem Arbeitsmarkt nehmen ungesicherte Beschäftigungsformen zu (befristete Verträge oder Werkverträge), eine sofortige, vollkommen ausbildungsadäquate Anstellung ist eher selten. Dass „patchwork"-artige Karrieremuster mit Berufstätigkeiten in verschiedenen Bereichen immer häufiger werden, ist eine allgemeine gesellschaftliche Tendenz, die nicht nur LinguistInnen betrifft. Sie ist kein Grund zum Pessimismus, sondern kann auch als Chance begriffen werden.

6 Zusammenfassung der Ergebnisse zu den beschriebenen Berufsfeldern

Fortbildung / Personalarbeit

LinguistInnen können als ExpertInnen für mündliche und schriftliche Kommunikation im Berufsfeld Fortbildung, Personalarbeit und -entwicklung in Unternehmen, öffentlichen Verwaltungen, Verbänden, Vereinen, kirchlichen und sozialen Organisationen oder in Kliniken tätig sein. Sie sind entweder freiberuflich mit unterschiedlichen Auftraggebern tätig oder – im Bereich von Fortbildung bzw. Personalentwicklung – als Angestellte. Als Freiberufler arbeiten sie in den Bereichen Training/Schulung mündlicher und schriftlicher Kommunikation (Konzeption, Planung, Durchführung von Seminaren) und Kommunikationsberatung (Erarbeitung von Lösungsansätzen für Kommunikationsprobleme). Auch die Arbeit mit Einzelpersonen, das so genannte Coaching, gehört zum Tätigkeitskeitsspektrum, ferner Moderation und Prozessbegleitung in und mit Gruppen (Steuerung und Organisation von Kommunikationsprozessen). Als Angestellte in der Personalarbeit und -entwicklung sind LinguistInnen verantwortlich für die Planung und Organisation von Maßnahmen der Personalentwicklung und Fortbildung.

Interkulturelle Kommunikation: interkulturelles Training und Mediation

Es ist eine ständig zunehmende Internationalisierung vormals homogener Kommunikationsgemeinschaften zu beobachten. Allein die europäischen Austauschprogramme führen dazu, dass unzählige Menschen nicht nur ein anderes Land besuchen, sondern dort leben, arbeiten und sich integrieren. Eine ähnlich stürmische Entwicklung wird durch internationale Firmenzusammenschlüsse provoziert. Da solche Entwicklungen nicht reibungslos vonstatten gehen, hat das Bedürfnis nach einem – nicht zuletzt wissenschaftlich begründeten – Wissen über interkulturelle Kommunikation enorm zugenommen. Denn es wurde auch klar, dass selbst gute Fremdsprachenkenntnisse oftmals nicht ausreichen, um die Probleme der Zusammenarbeit zu bewältigen. Der Erwerb interkultureller Kompetenz entwickelt sich zu einem harten Bewerberkriterium: Sie stellt künftig eine unabdingbare neue ‚Kulturtechnik' dar.

Bei der Gestaltung der Internationalisierungsprozesse und der Bewältigung ihrer Problematik sind drei neue Tätigkeitsfelder für LinguistInnen entstanden, und zwar für *interkulturelle Kommunikationstrainer*, *Mediatoren* bei interkulturellen Konflikten sowie *Berater und kulturelle Mittler*. Die Erstgenannten haben die Aufgabe, interkulturelle Kompetenzen für Arbeitsplätze im Ausland, internationale Teams oder institutionelle Beratungssituationen im Inland zu vermitteln. Mediatoren werden bei Konflikten eingeschaltet, deren Ursachen in kulturellen Unterschieden liegen, und manchmal vorbeugend in international konfliktive Kooperationen einbezogen. Die Letztgenannten schließlich sind Experten, die für Unternehmen Auslandsmärkte oder spezifische, kulturell bestimmte Inlandsmärkte erschließen oder Maßnahmen zur Integration von Ausländern begleiten.

Presse / Medien / Public Relations

LinguistInnen können in journalistischen und werbenden Berufen und in Verlagen als Experten für schriftliche und mündliche Kommunikation tätig sein, und zwar um so besser, je früher sie neben den wissenschaftlichen Grundlagen auch praktische Erfahrungen im Schreiben, Textgestalten, Redigieren, Moderieren gesammelt haben.

Das Zeitalter der Medien hält an: Die klassischen Medien (Printmedien, Radio, Fernsehen) haben mit dem Aufkommen der so genannten „Neuen Medien" keineswegs an Aktualität verloren, sie sind gleichzeitig – mit neuen Techniken und Wirtschaftsstrukturen – einem raschen Wandel unterworfen. Dazu kommt der PR-Bereich, der in der gesamten Wirtschaft und in allen Arten von Institutionen immer mehr an Bedeutung gewinnt. Allerdings ist der breit ausdifferenzierte Tätigkeitsbereich kein etabliertes Berufsfeld für LinguistInnen. Hier wird man mit der Konkurrenz von Absolventen anderer Disziplinen rechnen müssen. Im Zentrum der sprachlich-kommunikativen Aufgaben steht der schnelle und routinierte Umgang mit Textproduktion (die Bild- und Tonelemente einschließen kann) in verschiedenen Phasen des Prozesses, von der Recherche über die Aufbereitung und Strukturierung von Informationen bis zur Textformulierung und -gestaltung und gegebenenfalls mündlichen Präsentation in verschiedenen Darstellungsformen.

Technische Dokumentation

Das Berufsfeld Technische Dokumentation ist ein relativ junger Tätigkeitsbereich, der zunehmend an Bedeutung gewinnt. Technische Redakteure decken in der Praxis einen breiten Aufgabenbereich ab. Verlangt wird das gesamte Spektrum von Tätigkeiten, das nötig ist, um Informationen über technische Produkte und ihre Funktionsweise für verschiedene Zielgruppen darzustellen. Technische Dokumentationen sollen dem Nutzer ermöglichen, möglichst rasch die gewünschte Information zu erhalten, diese zu verstehen und sinnvoll für verschiedene Tätigkeiten, wie die Bedienung, Wartung oder Reparatur eines Gerätes, einsetzen zu können. Der Beruf verlangt ausgeprägte sprachlich-kommunikative Fähigkeiten, technisches Sachwissen sowie Medienkompetenz. Die Berufschancen sind für alle AbsolventInnen gut.

Computer / Software / Neue Medien

Bei der Gestaltung, Bewertung und Entwicklung Neuer Medien, der Produktion von (Lern-)Software und beim Umgang mit Computern beschäftigen sich Linguisten mit einer Vielzahl von Aufgaben in meist noch jungen Berufen. In der Überschreitung herkömmlicher Tätigkeitsfelder und in bislang ungewöhnlichen Fächerkombinationen liegen die Herausforderungen sowohl während des Studiums als auch in der anschließenden

Berufstätigkeit. Bei der Softwareentwicklung, der Planung, Entwicklung und Realisierung von Hypertexten und Hypermedia sowie deren Vermittlung, bei der Entwicklung von Lehr- und Lernsystemen, bei der Kommunikation und dem Lehren und Lernen mit neuen Technologien werden GeisteswissenschaftlerInnen gebraucht, die sowohl die inhaltlich-fachliche als auch die technische Seite der jeweiligen Aufgabe souverän beherrschen. Entsprechend vielfältig sind die Beschäftigungsformen und die Arbeit- bzw. Auftraggeber. AbsolventInnen, die über die erforderlichen Qualifikationen und die Bereitschaft zur Weiterbildung auch nach dem Studienabschluss verfügen, bieten sich interessante Tätigkeitsfelder mit vergleichsweise positiven Berufsaussichten.

Klinische Linguistik

Das Berufsfeld der Klinischen Linguistin/des Klinischen Linguisten liegt traditionell in der Diagnostik und Therapie neurogener (bedingt durch Störungen des Gehirns und des Zentralnervensystems) Sprach- und Sprechstörungen in Rehakliniken, Akutneurologie und Geriatrie. Mit der Weiterentwicklung von Studiengängen und der Diskussion um das Berufsbild akademisch ausgebildeter Sprachtherapeuten expandiert das Feld der behandelten Störungen jedoch; das spezifische Profil des Klinischen Linguisten mit stärker methodisch und theoretisch fundierten Ansätzen wird sich in den kommenden Jahren endgültig etablieren müssen. Das klinische Arbeitsfeld umfasst (1) Diagnostik mit den Zielen der Syndromklassifikation, der Feststellung individueller Störungsschwerpunkte, der Therapieplanung und Evaluation, (2) Therapie und (3) Beratung in verschiedenen Kontexten. Zusätzliche Tätigkeitsschwerpunkte Klinischer Linguisten liegen häufig in den Bereichen (4) des Qualitätsmanagements, (5) der Aus- und Fortbildung sowie (6) der Forschung und Methodenentwicklung. Die Tätigkeit erfolgt üblicherweise im Angestelltenverhältnis in Kliniken, Frühfördereinrichtungen oder Therapiezentren.

Die Berufschancen, die in den vergangenen Jahren ausgezeichnet waren, werden vermutlich durch Sparmaßnahmen und eine allmähliche Sättigung des Arbeitsmarktes in den kommenden Jahren etwas schlechter. Das Gehalt richtet sich nach der jeweiligen Position in der Klinik (z.B. Leitungsfunktion) oder nach der Spezialisierung (z.B. Betreuung des Phonetiklabors, familientherapeutische Zusatzausbildung). Die Möglichkeit einer Approbation und Tätigkeit in eigener Praxis existiert derzeit nicht ohne Zusatzqualifikationen oder langwierige gerichtliche Verfahren; Logopäden dagegen können (als Heil*hilfs*beruf) auf Rezept in eigener Praxis Patienten behandeln. Insgesamt bietet der Beruf des Klinischen

Linguisten ein interessantes interdisziplinäres Arbeitsfeld im therapeutischen Bereich, das theoretisches Wissen in sehr direkter Weise mit klinischen Fragen verbindet und auch den Forschungscharakter noch nicht verloren hat.

Dolmetschen / Übersetzen

Übersetzen und Dolmetschen haben in der jüngeren Vergangenheit insbesondere durch die explosionsartige Bedarfsentwicklung auf fachlichem Gebiet neue Bedeutung erlangt. ÜbersetzerInnen und DolmetscherInnen treten als Bindeglieder zu ausländischen Lieferanten, Kunden und anderen Partnern auf. Sie sichern als Fachleute den Informationstransfer zwischen Angehörigen verschiedener Sprach-, Kommunikations- und Kulturgemeinschaften. Die dafür notwendige Kompetenz erwerben sie in der Regel im Verlauf eines Hochschulstudiums. Ihre Tätigkeit setzt neben guten Sprachkenntnissen in einer oder mehreren Fremdsprachen die Fähigkeit zum sensiblen Umgang mit der Muttersprache voraus. Zur spezifischen übersetzerischen Kompetenz, die für die zielgerichtete Bewältigung der typischen Probleme des Übersetzens und Dolmetschens erforderlich ist, kommen weitere, so z.B. eine textrelevante Sachkompetenz, Kenntnisse und Fähigkeiten zur Nutzung computergestützter Arbeitsmittel und organisatorische Fähigkeiten. ÜbersetzerInnen/DolmetscherInnen arbeiten als Angestellte oder Freiberufler in der Wirtschaft, bei Ministerien, Behörden und in internationalen Organisationen.

Sprachunterricht (Mutter- und Fremdsprachen)

Ein linguistisches Teilstudium eröffnet den Zugang zum öffentlichen Schuldienst als Fachlehrer für eine Sprache. Voraussetzung ist ein Studium zweier Fächer und ein abgeschlossenes Referendariat. Die Einstellungschancen sind mittelfristig nicht sehr günstig, da – mit Ausnahme der berufsbildenden Schulen – ca. doppelt bis dreimal so viele AbsolventInnen wie Stellen zur Verfügung stehen. Daneben bestehen jedoch zahlreiche Beschäftigungsmöglichkeiten als SprachlehrerIn in sonstigen Bildungseinrichtungen. Neben Alphabetisierungskursen bieten hier vor allem Kurse in Deutsch als Fremd- und Zweitsprache sowie Kurse in Fremdsprachen wichtige Arbeitsfelder. Hier dominieren freiberufliche und selbstständige Beschäftigungsformen, die neben den linguistischen und sprachdidaktischen Fähigkeiten unbedingt weitere organisatorische Qualifikationen erfordern.

7 Aufbau des Buches und Lesehinweise

Dieses Buch besteht im Wesentlichen aus vier Teilen:

* Die *Einleitung* liefert einen Überblick sowie hochschul- und arbeitsmarktpolitische Einschätzungen zum Fach Linguistik, zu seinen Studienmöglichkeiten und Berufsperspektiven.
* Das Hauptkapitel *Linguistische Berufsfelder* enthält zu relevanten aktuellen Berufsfeldern abgeschlossene Beschreibungen, die jeweils für sich verständlich sind.
* Der *Anhang* liefert zusätzliche Informationen über Literatur, Berufsverbände, Internetadressen usw. zur Linguistik.
* Eine eigene *Webseite* erleichtert das Auffinden der Internetadressen und dient zur Aktualisierung der Informationen:
  www.linse.uni-essen.de/berufshandbuch/start.htm

Die Darstellungen zu den einzelnen Berufsfeldern sind einheitlich *aufgebaut*: Zunächst wird das Tätigkeitsfeld beschrieben, danach eine Einschätzung der Berufschancen und Arbeitsbedingungen gegeben. Die sprach- und kommunikationsbezogenen Aufgaben in den verschiedenen Tätigkeitsbereichen und das jeweilige linguistische Anforderungsprofil werden skizziert. Anschließend werden – zur Orientierung der Studierenden – die inhaltlichen Schwerpunkte der Linguistik genannt, die jeweils studiert werden sollten. In der Regel gibt es weitere für das Tätigkeitsfeld erforderliche oder empfehlenswerte Qualifikationen, die wir ebenfalls angeben. Abschließend wird eine kurze Veranschaulichung gegeben, um wenigstens exemplarisch eine konkrete Vorstellung von der Arbeit in dem Berufsfeld zu vermitteln. Es folgen Literaturangaben und weitere Hinweise.

Literatur

Alle hier erwähnten Titel sind im Anhang aufgeführt.

Linguistische Berufsfelder

1 Fortbildung / Personalarbeit

Gisela Brünner / Annette Lepschy

1 Beschreibung des Tätigkeitsfeldes

LinguistInnen können als ExpertInnen für mündliche und schriftliche Kommunikation im Berufsfeld Fortbildung, Personalarbeit und -entwicklung in Unternehmen, öffentlichen Verwaltungen, Verbänden, Vereinen, kirchlichen und sozialen Organisationen oder in Kliniken tätig sein – je nach Arbeitsschwerpunkten. Einschlägige Bezeichnungen für diesen – staatlich nicht geschützten – Beruf sind Dozent, Bildungsreferent, Trainer, Berater, Personalentwickler, Personalreferent, Ausbilder, Consultant oder Human Resources Manager. Möglich sind zwei Beschäftigungsformen. Entweder sie sind freiberuflich mit unterschiedlichen Auftraggebern tätig oder sie arbeiten im Bereich von Fortbildung bzw. Personalentwicklung als Angestellte. Als *Freiberufler* arbeiten LinguistInnen in verschiedenen Bereichen:

a) Training / Schulung

Zur freiberuflichen Tätigkeit in der Erwachsenenbildung gehört die Konzeption, Planung und Durchführung von zielgruppenspezifischen Seminaren, entweder firmeninternen „inhouse"-Seminaren (z.B. für Führungskräfte, Verkäufer, Verwaltungsangestellte, Ingenieure eines bestimmten Unternehmens) oder auch von so genannten „offenen" Seminaren, wie sie etwa an Volkshochschulen, Industrie- und Handelskammern oder anderen Bildungseinrichtungen angeboten werden. Trainings und Schulungen können alle Bereiche und Aspekte umfassen, die mündliche und schriftliche Kommunikation, ihre Anforderungen und Probleme betreffen:

- schriftliche Kommunikation (adressatengerechtes Schreiben, Korrespondenz, Formulare, wissenschaftliches Schreiben, Erstellen von Präsentationsvorlagen usw.)
- mündliche Kommunikation mit externen Kommunikationspartnern (Kundenberatung, Verhandlungen, Bürger-Verwaltungs-Kommunikation, Arzt-Patienten-Kommunikation, gesundheitliche Aufklärung, Beratungsgespräche usw.)

- mündliche Kommunikation mit internen Kommunikationspartnern, interne Kommunikation in Institutionen/Organisationen (Führung, Besprechungen, Mitarbeitergespräche, Konfliktbearbeitung, Teamkommunikation, Personalauswahlgespräche)
- Rede, Vortrag und Präsentation, Reden schreiben.

b) Kommunikationsberatung

Ein weiteres Tätigkeitsfeld neben Schulungen und Seminaren stellt die Beratungsarbeit dar. Kommunikationsberatung meint, gemeinsam mit den Auftraggebern Lösungsansätze für Kommunikationsprobleme zu erarbeiten und Entscheidungen vorzubereiten. Beratungen können z.b. auf folgende Fragestellungen zielen:

- kommunikationsbezogene Fragen der Organisationsentwicklung
- strukturelle Kommunikationsprobleme in Organisationen
- Formen der technisch-medialen Ausstattung und organisatorischen Vernetzung, Wissens- und Informationsmanagement (z.b. Zugang zu Daten, Weitergabe von Informationen, Sicherstellen des Informationsflusses, Formen der Informationsspeicherung und -darbietung)
- Vorbereitung und Begleitung von Personalauswahlverfahren (Personalauswahlgespräche, Potenzialanalysen, Assessement-Center).

c) Coaching

Auch die Arbeit mit Einzelpersonen, das sog. Coaching, gehört zum Tätigkeitsspektrum von LinguistInnen. Hier geht es um:

- individuelles Training und Beratung bei Kommunikationsproblemen oder Veränderungswünschen
- die Verbesserung/Weiterentwicklung persönlichen Kommunikationsverhaltens.

Die Arbeit von LinguistInnen ist dabei deutlich abzugrenzen von psychotherapeutischen Maßnahmen und Beratungsformen. Im Mittelpunkt linguistischer Beratungsarbeit stehen nicht intrapersonale Störungen oder psychische Konflikte, sondern Probleme und Kompetenzen des konkreten kommunikativen Handelns sowie die zugrunde liegenden kommunikationsstrukturellen Einsichten.

d) Moderation / Prozessbegleitung für Gruppen

Als Moderator bzw. Prozessbegleiter in und mit Gruppen zu arbeiten bedeutet, die eigene kommunikative Kompetenz zur Verfügung zu stellen, um Kommunikationsprozesse zu steuern und zu organisieren, besonders in Form von:

- Gesprächsleitung (Prozessverantwortlicher), z.b. für Qualitätszirkel, Projektgruppen, Verhandlungen, Besprechungen
- Mediation, d.h. Klärungshilfe bei schwierigen bzw. konfliktären Gesprächen (z.b. innerhalb einer betrieblichen Abteilung), um die Gesprächsteilnehmer in die Lage zu versetzen, ihre jeweiligen Interessen zu artikulieren, produktiv miteinander auszuhandeln und auszugleichen. (vgl. auch Abschnitt 2)

e) Organisation von Fortbildung / Personalentwicklung

Als *Angestellte* in der Personalarbeit und -entwicklung sind LinguistInnen vor allem in größeren Unternehmen und Organisationen verantwortlich für die

- Bildungsbedarfsermittlung und die
- Planung
- Konzeption
- Organisation
- Evaluation

von Maßnahmen der Personalentwicklung und Fortbildung.

2 Einschätzung der Berufschancen

Allein 1995 wendete die Privatwirtschaft 34 Mrd. Mark für die Qualifizierung und Weiterbildung der MitarbeiterInnen auf.[3] Die Themen Menschenführung, Verkauf/Marketing und Rhetorik/Kommunikation rangieren dabei auf den ersten vier Plätzen.[4] Die Hälfte der Dienstleistungs- und Industrieunternehmen schicken ihre Mitarbeiter zwei bis drei Tage pro Jahr zu einem Seminar.[5]

Zahlreiche Personen sind in diesem Berufsfeld tätig. Die häufigsten Aufgabengebiete in Unternehmen sind Betreuung und Implementierung von Personal- und Organisationsentwicklungsmaßnahmen, Durchführung von Trainings und Moderationen sowie Bedarfsermittlung und Konzeption von Trainings.[6]

---

3   Zahlen des Kölner Instituts der Deutschen Wirtschaft; vgl. Graf 1998, 17.
4   Übersicht und Rangfolge der Themen in Graf 1998, 30.
5   Graf 1998, 34.
6   Übersicht in Bußmann 1998, 54.

Festanstellungen sind vor allem im Bereich der Personalarbeit und -entwicklung bei größeren Unternehmen und Organisationen üblich. Dagegen ist eine Festanstellung als Trainer in Unternehmen selten bis unüblich, hier wird überwiegend freiberuflich gearbeitet. Große Aufträge von Firmen gehen in der Regel an größere Trainings- und Beratungsunternehmen, die mehrere MitarbeiterInnen beschäftigen. Auch lagern Großunternehmen ihre Weiterbildung z.t. schon in eigenständige Firmen als „Zulieferer" aus. Die „Nischen" für kleinere selbstständige Anbieter sind aber immer noch groß genug (z.b. Arbeit für kleinere Betriebe und Verwaltungen, soziale Organisationen).

Der Wettbewerb im Trainingsbereich ist stark, hier stehen sehr unterschiedliche Profile in Konkurrenz zueinander. Die Nachfrage entwickelt sich dabei hin zum Spezialisten. Der Markt ist zwar groß, aber personell relativ stark durch andere Diszipinen geprägt (Wirtschaftswissenschaftler, Psychologen, Pädagogen, Soziologen, Ingenieure oder Personen mit praktischer Ausbildung). Wenn LinguistInnen jedoch ihr spezifisches Wissen über Sprache und Kommunikation und ihre praktischen Kompetenzen deutlich machen können, sind die Auftragschancen gut. Die Resonanz auf linguistisch fundierte Seminare und die Anwendung spezifisch linguistischer Methoden (z.B. Arbeit mit Transkripten im Bereich der Gesprächsschulung) ist positiv. Es gilt natürlich, wie in anderen Wirtschaftsbereichen auch, das eigene Produkt bzw. die eigene Leistung überzeugend zu präsentieren und die Kunden vom Nutzen zu überzeugen.

Die Verdienstmöglichkeiten sind sehr unterschiedlich. Für angestellte PersonalentwicklerInnen liegt der Jahresverdienst bei ca. 100.000 DM. Nach Informationen der Deutschen Gesellschaft für Sprechwissenschaft (DGSS), die auf einer Kienbaum-Vergütungsstudie von 1999 basieren, liegen die Tagessätze für freiberufliche Trainer zwischen 1.000 und 3.000 DM. Die jährliche Leistungsgrenze liegt bei 100 Seminartagen pro Jahr, wenn man Ferien- und Krankheitszeiten, Akquisitions-, Vorbereitungs- und Verwaltungsarbeiten realistisch einkalkuliert. Da man als Freiberufler sämtliche Versicherungs- und Altersvorsorgeleistungen selbst aufbringen muss, sind auf Dauer Stundensätze, wie sie z.B. an Volkshochschulen gezahlt werden (zwischen 25 DM und 45 DM), keine Basis für eine selbstständige Existenz.

3 Sprachlich-kommunikative Aufgaben – Anforderungsprofil

Im Berufsfeld Fortbildung/Personalarbeit sind folgende *sprach- und kommunikationsbezogene Aufgaben allgemein* zu erfüllen:

* Beschreibung von Informations- und Kommunikationsprozessen (Ist-Analyse)
* Diagnose von Problemen; die Probleme sind entweder selbst sprachlich-kommunikativer Art, oder aber nicht-sprachliche Probleme werden in der Kommunikation sichtbar und identifizierbar (z.b. Mängel in der Arbeitsorganisation, die sich in Verständigungsproblemen ausdrücken)
* Entwicklung von Problemlösungen, so weit es sich um sprachlich-kommunikative Probleme handelt (z.b. Gestaltung von Informationen, Bestimmung notwendiger Gesprächskompetenzen, Organisation von Fortbildungsmaßnahmen)
* praktische Umsetzung (z.b. Fortbildungsseminare, Coaching)

Spezielle sprach- und kommunikationsbezogene Aufgaben im Zusammenhang mit Training/Schulung sind:

* empirische Dokumentation der faktischen Kommunikationspraxis (Textkorpora, Ton-/Videoaufnahmen, Transkriptionen, Befragungen/Interviews, Dokumentenanalyse)
* Konzeption von Fortbildungsmaßnahmen (Bestimmung sprachlich-kommunikativer Ziele und Inhalte, didaktisch-methodische Planung)
* Durchführung von Fortbildungsmaßnahmen (Vermittlung sprachlich-kommunikativen Wissens, fragegeleitete Text- oder Transkriptanalyse mit den Teilnehmern, Übungen zu mündlichen und schriftlichen Fähigkeiten)
* Evaluation von Fortbildungsmaßnahmen (Analyse der faktischen Kommunikationspraxis vor und nach Seminaren, Soll-Ist-Vergleich, Bewertung der Veränderungen).

Dafür sind folgende *Qualifikationen* erforderlich:

* methodische Kompetenzen zur empirischen Erhebung, Transkription und Analyse sprachlicher Daten
* gute persönliche kommunikative Kompetenzen (Rede- und Gesprächsfähigkeit, Fähigkeit zur Textproduktion und -gestaltung)
* Vermittlungskompetenzen (konzeptionelle und methodische Planung von Lehr-Lern-Prozessen, Beherrschung von Übungsformen und Präsentationstechniken)

- Schlüsselqualifikationen (z.b. die Fähigkeit, sich fachliches Wissen – auch nicht-linguistisches – selbstständig und effizient anzueignen).

4 Linguistische Schwerpunkte

Aus den unter (3) genannten Aufgaben und Anforderungen ergeben sich folgende Schwerpunkte für die linguistische Ausbildung:
- linguistische Grundlagen der Sprach- und Kommunikationsanalyse (z.b. Textgattungen und Diskurstypen, Rhetorik und Stilistik, Text- und Gesprächsanalyse, nonverbale Kommunikation, Semantik, Grammatik)
- linguistische Gesprächsforschung (linguistische Empirie, diskursanalytische Methoden der Transkription und Datenanalyse)
- Anwendungsfelder der Sprachwissenschaft (z.b. Fachsprachen, Experten-Laien-Kommunikation, Kommunikation in Institutionen, Textverständlichkeit)
- sprachbezogene Methoden (Interview- und Fragebogentechnik, Beobachtungsmethoden, statistische Methoden)
- sprachliche Verfahren der Wissensvermittlung (Präsentations- und Moderationstechniken, Lehr-Lern-Diskurse, adressatenspezifische Aufbereitung von Informationen, Textgestaltung, Text-Bild-Verknüpfung).

5 Weitere für die Tätigkeit erforderliche Qualifikationen

Für das beschriebene Berufsfeld sind neben einer fundierten linguistischen Fachausbildung eine Reihe zusätzlicher Qualifikationen und Kompetenzen z.t. unbedingt erforderlich, z.t. empfehlenswert, je nach gewünschten Arbeitsschwerpunkten:
- gute persönliche sprachlich-kommunikative Kompetenzen (Gesprächsführung, Präsentation, Textproduktion)
- Fremdsprachenkenntnisse (insbesondere Englisch)
- didaktisch-methodische Kenntnisse, Fähigkeiten und Erfahrungen (z.B. Kenntnis von Lerntheorien, Methoden der Erwachsenenbildung, Gruppendynamik)
- Fähigkeiten im Umgang mit EDV (besonders Textverarbeitung, Computergrafik, Recherche im Internet) und Neuen Medien (z.B. Videoconferencing)

- Fähigkeit und Bereitschaft, sich schnell in relevante unternehmensstrukturelle und betriebswirtschaftliche Fragen einzuarbeiten
- Kenntnisse und Fähigkeiten, um ein eigenes Unternehmen selbstständig zu führen (Verhandlungsgeschick, Akquise, Buchhaltung, Abrechnungen usw.)
- u.U. psychotherapeutische und gruppendynamische Zusatzausbildung
- u.U. Fortbildung zum Personalreferenten (1-jährige Ausbildung)
- u.U. interkulturelle Kompetenz.

Einstieg in das Berufsfeld

Ein „Kalteinstieg" nach Abschluss des Studiums ist schwierig. Es ist dringend zu empfehlen, schon während des Studiums erste Berufserfahrungen zu sammeln. Praktika und Jobs in Unternehmen oder anderen Organisationen erlauben es, ein Bild von den Verhältnissen z.b. in Wirtschaft und Verwaltung zu gewinnen, Erfahrungen zu sammeln und Kontakte zu knüpfen.

Studierende sollten nach Möglichkeiten suchen, in Seminaren und Trainings zu hospitieren oder zu assistieren. Wichtig sind Referenzadressen, die man bei der Akquisition von Neukunden angeben kann – für Anfänger oft die entscheidende Hürde. Deshalb kann es sinnvoll sein, sich „Übungsorganisationen" zu suchen, denen man – vielleicht sogar ohne Honorar – Leistungen anbietet, die man aber dafür als Referenzadressen angeben kann. Viele Unternehmen und Organisationen sind solchen Angeboten gegenüber aufgeschlossen, weil sie die Erwartung haben, das Aktuellste aus Forschung und Wissenschaft geboten zu bekommen. Daraus können sich weitere Aufträge ergeben, die dann natürlich bezahlt werden müssen.

Darüber hinaus sollte man unbedingt Kontakte zu Berufsverbänden knüpfen, vor allem, wenn man plant, sich selbstständig zu machen. Der Austausch mit KollegInnen ist für Selbstständige oft die einzige Möglichkeit, sich Rat und Unterstützung zu holen oder Hinweise zu bekommen.

6 Veranschaulichung

Linguistisch fundierte Gesprächstrainings sind dadurch charakterisiert, dass überwiegend mit authentischen Gesprächen gearbeitet wird. Die praktische Seminararbeit umfasst folgende Aspekte:

Aufzeichnung und Transkription authentischer Gespräche

Ein spezifisches Kennzeichen linguistisch fundierter Gesprächstrainings ist die Arbeit mit Transkripten. Transkripte sind die verschriftlichte Form von Gesprächen, die mittels Video- oder Kassettenrekorder aufgezeichnet worden sind. Ein Transkript zeigt die genauen Formen des Gesprochenen „schwarz auf weiß" und wirkt wie eine Zeitlupe: Der Verlauf des Gesprächs lässt sich zeitverzögert und detailliert nachvollziehen; dadurch erkennt man auch sehr feine Strukturen und kann z.b. die Entstehung von Kommunikationsproblemen rekonstruieren.

Das nachstehende Transkript[7] dokumentiert eine telefonische Beschwerde bei den Stadtwerken. Nach einer kalten Nacht sind in der Stadt viele Wasserleitungen geplatzt. Die zuständigen Stellen haben alle verfügbaren Leute im Einsatz. Dennoch kommt es zu längeren Wartezeiten, bis die Schäden behoben werden können.

Transkript *Rohrbruch*

Aufnahme: Winter 1997
Transkription: Jaskolka
Korrektur: Becker-Mrotzek
Sprecher: M = Mitarbeiter der Stadtwerke (Störungsannahme)
               K = Kunde

M ( ) Guten Morgen.	
K Ja, Meier, Guten Morgen. Wer ist da zuständig für den Villenberg,	

1

M Wir! Ja.	
K für diesen Rohrbruch da? Sie? Die Leute die tun dat gar nicht! Sie sitzen im	
((Beide Teilnehmer werden ab hier lauter))	

2

M Äh, wissen Se/	
K Auto und wärmen sich auf einfach. Es ist mittlerweile halb eins und wir sind hier	

3

---

7 Aus: Brünner, Gisela/Becker-Mrotzek, Michael (1997): Gesprächsanalyse und Gesprächsführung. In: RAAbits Deutsch/Sprache. Impulse und Materialien für die kreative Unterrichtsgestaltung. 13. Ergänzungslieferung. II/C.6. Heidelberg: Raabe.

K	äh äh in katastrophalen Verhältnissen. Dat is <u>Villenberg</u>, dat is nicht Arbeiterstadt, ne!

4

M	Was soll der Quatsch denn? Ach! Ob Sie in Villenberg
K	Ja das is kein Quatsch, da/ äh

5

M	wohnen oder in Arbeiterstadt, Sie werden gleich behandelt von uns. Und das is

6

M	Quatsch! Die Leute arbeiten da in Arbeiterstadt, da haben wir genauso Arbeit!

7

M	Ja,
K	Ich war jetzt gerade da gewesen. Die sitzen im Auto und tun gar nichts!

8

M	passen Se mal auf! Wissen Sie, wie lange die schon draußen sind?

9

M	Vierundzwanzig Stunden!
K	Vierundzwanzig Stunden? Und da haben die nu

10

M	Ja, meinen Sie, das wär der erste
K	erst ma da zwanzig Zentimeter ausgegraben?

11

M	Rohrbruch da? Ja is klar, aber in
K	Auf em Villenberg ist nur eine Baustelle.

12

M	Hauptstadt sind zwanzig! Ja? Wiederhörn!
K	Ja gut, aber?

13

Sprachliche Analyse und daraus resultierende Problembeschreibung dieser Gespräche

Die Transkripte werden im Seminar gemeinsam mit den Seminarteilneh-merInnen untersucht. Dabei werden linguistische Analysekriterien und -instrumente eingesetzt. Die Analyse bezieht sich zum einen auf die *Be-dingungen der Kommunikationssituation*:

- Welche strukturellen/institutionellen Rahmenbedingungen bestimmen die Kommunikations- und Handlungssituation? (z.B. Serviceaufgaben der Stadtwerke, Personalmangel, Häufigkeit der Anrufe, unzureichende Telefonanlage; Aufgabenspektrum und Qualifikation der MitarbeiterInnen, die die Anrufe entgegennehmen)
- Bei wem liegt die Verantwortung für den Konflikt?
- Warum ist es so schwierig, in dieser Situation ruhig und sachlich zu bleiben?
  (Klärung und Überprüfung der persönlichen Einstellung zu solchen Beschwerden)

Die Analyse bezieht sich zum anderen auf den *Kommunikationsprozess*:
- An welchen Kennzeichen erkennt man den konflikthaften Charakter des Gesprächs?
- Wie bahnt sich eine Eskalation des Konflikts an, bevor er offen zutage tritt?
- Welche Äußerungen tragen zur Eskalation des Konflikts bei? Z.B. *Was soll der Quatsch denn?* (Fläche 5) zeigt, dass durchaus auch der Mitarbeiter den Konflikt eskaliert.)

Entwicklung von gesprächstyp-spezifischen Handlungsalternativen

Auf der Grundlage dieser Analysen werden im Seminar gezielt Handlungsalternativen erarbeitet und in Rollenspielen erprobt. Bezogen auf das Beispiel können in einem Seminar folgende Fragen bearbeitet werden:
- Wie hätte der Mitarbeiter den Konflikt hier deeskalieren können?
- Welche kommunikativen Steuerungsmöglichkeiten zur Vermeidung und Deeskalation von Konflikten bestehen generell?
In Gesprächsübungen, Fallbesprechungen und Rollenspielen werden dann kommunikative Steuerungsmöglichkeiten für solche Gespräche erprobt, z.B.
- Verständnis für die Situation des Gesprächspartners zeigen (Perspektivenübernahme)
- erklären statt rechtfertigen
- Lösungsmöglichkeiten anbieten statt „Sündenbock" suchen
- Aktives Zuhören und Metakommunikation als Deeskalationsverfahren.

7 Literatur und weitere Hinweise

Becker-Mrotzek, M./*Brünner*, G. (1999): Gesprächsforschung für die Praxis: Ziele, Methoden, Ergebnisse. In: Sprache, Sprachwissenschaft, Öffentlichkeit. Hrsg.: Gerhard Stickel (= Institut für deutsche Sprache Jahrbuch 1998). Berlin/New York, 172-193.

Becker-Mrotzek, M./*Brünner*, G. (1999a): Diskursanalytische Fortbildungskonzepte. In: Brünner/Fiehler/Kindt (Hrsg.), Bd. 2, 36-49.

Brünner, G./*Fiehler*, R./*Kindt*, W. (Hrsg.) (1999): Angewandte Diskursforschung: Kommunikation untersuchen und lehren. 2 Bde. Opladen.

Seminare '99. Das Jahrbuch der Management-Weiterbildung 1999. Hrsg.: Jürgen Graf. 10. völlig überarbeitete Ausgabe Bonn 1998: Manager-Seminare Gerhard May Verlags GmbH. Darin:

Graf, Jürgen (1998): Trendanalyse 98: Quo vadis, Weiterbildung? 17-36.

Bußmann, Nicole (1998): Trendanalyse Stellenmarkt: Das Berufsbild des Trainers. 47-56.

- diverse Überblicksartikel zu aktuellen Tendenzen im Weiterbildungsbereich und zum Berufsfeld Training und Personalarbeit;
- ausführliche Übersicht über Lehrgänge und Ausbildungsprogramme für das Berufsfeld Training, Beratung, Personalentwicklung;
- Übersicht über Verbände, Institutionen und Netzwerke im Berufsfeld (mit Ziel- und Aufgabenbeschreibungen, Adressen und Homepages);
- Angaben zu Datenbanken für Weiterbildungsangebote u.Ä.

Verbände
Bundesverband Deutscher Unternehmensberater (BDU)
Friedrich-Wilhelm Str. 2, 53113 Bonn
Tel.:   0228/91 61-0   E-Mail: bdu-bonn@t-online.de
Fax: 0228/91 61-26   Internet: www.bdu.de

Deutscher Industrie- und Handelstag (DIHT) (Spitzenverband der Industrie- und Handelskammern)
Adenauerallee 148, 53113 Bonn
Tel.:   0228/10 44 38   E-Mail: diht@bonn.
Fax: 0228/10 45 57   Internet: www.diht.de

Institut der Deutschen Wirtschaft Köln (IW)
Gustav-Heinemann-Ufer 84-88, 50968 Köln
Tel.:   0221/49 81-7 12   E-Mail: flueter@iwkoeln.de
Fax: 0221/49 81-5 92   Internet: www.iwkoeln.de

Kuratorium der Deutschen Wirtschaft für Berufsbildung
Adenauerallee 8a, 53113 Bonn
Tel.:   0228/9 15 23-0   E-Mail: kwb-bonn@t-online.de
Fax: 0228/9 15 23-99

Datenbanken für Weiterbildungsangebote

Agentur für Weiterbildung Hunert & Neumann GbR
Postfach 900 148, 81501 München
Tel.:   089/7 25 14 49   E-Mail: afw@afw.de
Fax: 089/7 25 17 48   Internet: www.afw.de

managerSeminare aktuell
Gerhard May Verlags GmbH
Endenicher Str. 282, 53121 Bonn
Tel.:   0228/9 77 91-0   E-Mail: info@managerseminare.de
Fax: 0228/61 61 64   Internet: www.managerseminare.de

2 Interkulturelle Kommunikation: interkulturelles Training und Mediation

Bernd Müller-Jacquier / Jan D. ten Thije

1 Beschreibung des Tätigkeitsfeldes

Entwicklungen und Problembereiche

Der Begriff *intercultural communication* wurde zuerst in den USA verwendet, als in den fünfziger Jahren das Bewusstsein für die Probleme bei den neu gestalteten Auslandskontakten stieg. Zurzeit wird *cross cultural* oder *intercultural communication* vor allem mit dem Phänomen des *global village* in Verbindung gebracht. *Globalisierung* (‚Ortslosigkeit von Arbeit') hängt eng mit den schnellen technologischen Entwicklungen zusammen, die direkte weltweite Kommunikation ermöglichen. In Europa kann man das Interesse für interkulturelle Kommunikation mit den folgenden Entwicklungen in Beziehung bringen:

An erster Stelle bewirkt die *Internationalisierung* von Unternehmen eine Vielfalt von neuen nationenübergreifenden Eigentums-, Managements- und Produktionsformen. Deren Entwicklung ändert die internen und die nach außen gerichteten Kommunikationsformen auf fast allen Organisationsebenen. Neben konfliktreichen Fusionsprozessen lassen sich produktive Synergie-Effekte in multikulturellen Arbeitsgruppen beobachten, in denen kulturelle Vielfalt als Potential für innovative Projektarbeit genutzt wird.

Weiterhin hat die *Mobilität von Berufstätigen* enorm zugenommen. Einerseits nimmt die befristete Auslandsentsendung von Experten zu. Diese *expatriates* benötigen eine gezielte Vor- und Nachbereitung und eine Betreuung bei möglichen Kulturschock-Phänomenen (Kuhlmann 1995). Andererseits ist eine Migration von Arbeitnehmern und ihren Familien in die europäischen Industriezentren zu verzeichnen. Dort sind Mehrsprachigkeit und Multikulturalität inzwischen zum Alltag geworden: Einheimische werden täglich, d.h. beim Einkaufen, in der Schule, bei Behörden oder bei der Arbeit, mit anderen Sprachen und fremdkulturellen Lebensformen konfrontiert.

Drittens zeigt sich die wachsende Bedeutung interkultureller Kommunikation in der Bereitschaft der europäischen Staaten, auf weite Teile der nationalstaatlichen Gesetzgebungskompetenzen, die immer auch kulturell geprägt sind, zu verzichten. Nach der ersten Phase von EU-Programmen zur wirtschaftlichen Zusammenarbeit haben die folgenden Phasen der *Europäisierung* immer mehr soziale und gesetzliche Kernbereiche der beteiligten Gesellschaften und damit den Lebensalltag der Bürger erreicht. Zum Beispiel stellt sich die Frage, welchen Einfluss ein europäisches Ladenschlussgesetz auf Konzepte wie *Sonntag, Sunday* oder *le week end* hat.

Als Reaktion auf solche Konvergenzprozesse, auf Migration und Mobilität gewinnt viertens *das regionale und das nationale Bewusstsein* sowie das Zurschaustellen einer kulturellen und sprachlichen Identität an Bedeutung. Diese Phänomene äußern sich in sehr unterschiedlichen Formen ,regionaler und nationaler Folklore', in sprach- und kulturschützenden Initiativen, aber auch in Abwehrreaktionen gegen Fremde und Fremdes. Fremdenfeindlichkeit und Rassismus verlangen ständige soziale und juristische Anstrengungen zu ihrer Bekämpfung. Das Entstehen und die Reproduktion von Fremd- und Selbstbildern, von Vorurteilen und Stereotypen, aber auch die Konstruktion mehrfacher Identitäten gehören zum Problembereich der ,interkulturellen Kommunikation'.

Schließlich ist das Interesse für interkulturelle Kommunikation auch durch die globalen *politischen Entwicklungen* gewachsen. Die Entkolonisierung in aller Welt und der Systemwandel in Osteuropa schaffen die Basis für qualitativ neue Kontakte zwischen den klassischen Polen Nord/Süd und Ost/West. Traditionelle politische und kulturelle Grenzen haben sich verändert, und neue Formen von Migration (z.B. ,Aussiedler') und Kooperation entstanden auf allen Ebenen von Handel und Industrie. Dennoch werden auch neue (ethnische) Markierungen und Grenzen erkämpft und gezogen, wie zum Beispiel die Kriege im Balkan zeigen. Innerhalb vieler internationaler und nationaler Institutionen (UNO, Militär, Polizei, Politik, Gewerkschaft, Schule) wird anerkannt, dass das eigene Funktionieren ohne Rücksicht auf die Multikulturalität der Gesellschaften kaum noch möglich ist.

Die genannten Entwicklungen zeigen, wie sehr der gesellschaftliche Alltag von immer mehr Personen interkulturell geprägt ist. Dessen Bewältigung erfordert immer komplexere kommunikative Kompetenzen. Diese gehen weit über Fremdsprachenkenntnisse, verbunden mit vergleichendem Kulturwissen, hinaus. Die Relevanz des *soft skills* ,interkulturelle Kompetenz' (Knapp-Potthoff/Liedke 1997) hat dazu geführt, dass ein Studienfach *Interkulturelle Kommunikation* an mehreren deutschen Hochschulen eingeführt wurde.

Berufsfelder

Eine Beschreibung der neuen Berufsfelder für Linguisten im Bereich Interkulturelle Kommunikation muss verschiedene Konzepte des Begriffs berücksichtigen (Ehlich 1996). Grob kann man vier Schwerpunktsetzungen unterscheiden. Unter der Bezeichnung „interkulturelle Kommunikation" findet man (1) Analysen der Perzeption und Aneignungsformen fremder Länder und Kulturen in Literatur, Film oder Medien, (2) Aufzählungen kulturspezifischer kommunikativer Sitten und Gebräuche (z.B. Axtell 1994), (3) Klassifizierungen von Nationen nach kulturspezifischen Dimensionen (Hofstede 1993) oder Kulturstandards (Thomas 1996) und (4) Analysen von interpersonaler Kommunikation in interkulturellen Situationen (Rehbein 1985). Die Linguistik hat einen wichtigen Stellenwert in allen Schwerpunktsetzungen. Für die unten dargestellten Berufsfelder, in denen sich inzwischen eigenständige Berufsprofile entwickelt haben, ist jedoch eine Konzentration auf die letztgenannte Bestimmung, auf Kommunikationsprozesse zwischen Personen mit unterschiedlichem ethnischen oder kulturellen Hintergrund, erforderlich.

Interkultureller Kommunikationstrainer

Als Trainer für interkulturelle Kommunikation ist man Angestellter der Personalabteilung einer Firma, oder man macht sich selbstständig. Man organisiert *in house trainings* innerhalb einer Firma, konzipiert spezifische Kurse in Kooperation mit Personalabteilungen oder entwickelt Kurse mit offener Einschreibung. Je nach Konzeption und Inhalt unterscheidet man informationsorientierte, kulturorientierte und interaktionsorientierte interkulturelle Trainings. Klassische Konzepte fördern meist mit Hilfe individual- oder sozialpsychologischer Einsichten eine *cultural awareness*. Damit werden sie zwar den Problemen unterschiedlicher, kulturspezifischer Einstellungen (psychologischer Problembereich) gerecht, sie vernachlässigen jedoch das Phänomen verschiedener kommunikativer Konventionen (linguistischer Problembereich). Linguistisch orientierte Kommunikationstrainings, die eine Differenzierung der wahrgenommenen Kommunikationshandlungen gestatten, stellen ein wachsendes Betätigungsfeld dar.

Mediator bei (interkulturellen) Konflikten

Mediation ist ein Berufsfeld, das sich erst in den neunziger Jahren entwickelt hat. Die Mediation interkultureller Konflikte ist ein Teil dieses umfangreichen Aufgabenbereichs. Allgemein wird Mediation umschrieben als „Verfahren der Konfliktlösung, in denen ein neutraler Dritter ohne eigentliche Entscheidungsgewalt versucht, sich im Streit befindenden Parteien auf dem Weg zu einer Einigung zu helfen" (Altman et al. 1999, 18). Meist wird die Mediation bei Arbeits- und Organisationskonflikten sowie bei juristischen Konflikten angewandt. Eine Reihe von Mediatoren engagiert sich auch bei kulturell bedingten Konflikten in der Privatsphäre (Ehepartnern oder Familien). Die besondere Aufgabe interkultureller Mediatoren besteht darin, solche Kommunikationsregeln zu etablieren, die allen Streitparteien adäquate Problem- und Lösungsformulierungen ermöglichen. Dadurch sollen auch diejenigen Teilkonflikte identifiziert und bearbeitet werden, die gerade aus falschen Interpretationen von Kommunikationskonventionen entstanden sind, die in einer Kultur als normal oder situativ tolerabel, in anderen Kulturen als inakzeptabel angesehen werden. Mediatoren müssen also über genaue analytische Kompetenzen bezüglich der Interaktionskonventionen von Vertretern verschiedener Kulturen verfügen, um für sich wie für die Konfliktparteien streng zwischen Sachkonflikt und Falschinterpretationen von kommunikativen Äußerungen unterscheiden und diese Unterscheidung in den Mediationsprozess einbeziehen zu können.

Berater und kultureller Mittler

Infolge der oben genannten Entwicklungen müssen Wirtschaft und Administration Experten einwerben, die spezifische Aufgaben bezüglich der Integration und Assimilation von kulturellen oder sprachlichen Zielgruppen erfüllen können (zum Beispiel die Arbeit von Ausländerbehörden mit Flüchtlingen, Asylbewerbern, ausländischen Arbeitskräften). Unternehmen brauchen auch besondere Expertise, um Auslandsmärkte oder spezifische kulturell geprägte Inlandsmärkte zu erschließen und dabei unterschiedliche Bedeutungen von Symbolen, Produktnamen und Funktionspräferenzen zu beachten. In diesen Tätigkeitsfeldern werden Berater mit verschiedenen kulturellen Hintergründen und spezifischen Beratungskompetenzen benötigt. Solche *consultants* beraten Firmen bei ihren auslandsbezogenen Geschäften oder bringen sich auch als Mittler in multinationalen Projekten ein.

Einstieg in die Berufspraxis

Ein allgemein akzeptiertes Kompetenzprofil liegt zurzeit noch nicht vor, und dies macht die Einstiegsphase in den Beruf schwierig. Keines der oben genannten Berufsfelder bietet eine Art Trainee-Programm für Berufseinsteiger an. Dazu kommt, dass TrainerInnen und MediatorInnen meist mit eigenen Trainingsmaterialien arbeiten und aus verständlichen Konkurrenzgründen kaum bereit sind, junge KollegInnen in eigene Trainings zu integrieren und anzuleiten. Diese müssen sich daher in der Regel ihre Trainingskonzepte, -techniken und -materialien selbst erarbeiten und sie erproben. Daher schließen sich Berufseinsteiger gerne zusammen oder suchen sich einen Auftraggeber, der mit ihnen über einen längeren Zeitraum zusammenarbeitet und für den sie eine spezifische Dienstleistung schrittweise erarbeiten. Gegenwärtig bietet allein *SIETAR Deutschland e.V.*, der Fachverband interkultureller TrainerInnen und BeraterInnen, ein fachliches Aus- und Weiterbildungsangebot zum Berufsprofil „interkulturelle Kommunikation und Training" an. So werden *train-the-trainers* Seminare und Fachkongresse organisiert (vgl. Kap. 7). Viele freie Bildungsträger wie u.a. die Thomas-Morus-Akademie oder die Evangelische Akademie Bad Boll veranstalten regelmäßig Diskussionsforen zu berufsrelevanten Themen.

2 Einschätzung der Berufschancen

Die Nachfrage nach Beratung, Training und Mediation entwickelt sich rasant positiv. Immer mehr Personalabteilungen großer Firmen versuchen, ihren Kompetenzbedarf selbst zu bestimmen und interkulturelle Trainingskonzepte und Beratungsleistungen auszuschreiben. Die Anbieter entsprechender Dienstleistungen arbeiten in der Regel freiberuflich und suchen sich mit Angeboten über bestimmte Kulturräume (z.B. „Asien-Trainings") oder bestimmte kommunikative Kompetenzbereiche (z.B. „Verhandlungstechniken interkulturell") ihre Auftraggeber selbst. In Deutschland sind zurzeit ca. 600 interkulturelle Trainer und ca. 150 Mediatoren tätig. Unter diesen finden sich noch viele *professionals* mit unspezifischer Berufsausbildung und Qualifikation im Beratungs- und Trainingsbereich, aber es zeichnet sich ab, dass zunehmend Hochschulstudien und zertifizierte Qualifikationen gefordert werden.

3 Sprachlich-kommunikative Aufgaben – Anforderungsprofil

Die Anforderungen an die in Kap. 1 skizzierten Berufsfelder werden nun genauer dargestellt.

Die Vorbereitung, Durchführung und Evaluation von *interkulturellen Trainings* erfordert die Bewältigung verschiedener Aufgaben, die im Folgenden in Form eines typischen Tätigkeitsablaufs dargestellt werden:

- In einer Bedarfsanalyse wird mit dem Auftraggeber (und evtl. mit der Zielgruppe) herausgearbeitet, welches Aufgaben- und Anforderungsprofil bezüglich der zu erbringenden kommunikativen Leistungen innerhalb welcher organisatorischen Voraussetzungen besteht.
- Im Vorfeld des Trainings werden in der Organisation Interviews gemacht und unterschiedliche interaktionsbezogene Daten wie z.b. Telefonate, Beratungen, Besprechungen, Kundengespräche usw. sowie relevante schriftliche Dokumente gesammelt. Diese werden analysiert und als Kommunikationsgewohnheiten von Personen aus Kultur 1 bzw. Kultur 2 oder als spezifische Kommunikationsformen in interkulturellen Situationen festgehalten.
- Weiterhin werden auffällige oder konfliktive Einstellungen, Wertorientierungen, Problemlösestrategien oder Tabus festgehalten, die in den Interaktionen angedeutet werden.
- Auf der Basis der Analyse dieser Daten werden Trainings- oder Teambildungskonzepte entwickelt und in geeigneten Veranstaltungen umgesetzt. Hier lernen die Teilnehmer, sich in Fremdperspektiven zu versetzen, die Wirkungen des eigenen Handelns auf Fremde einzuschätzen, bestimmte sprachliche Formen (z.B. Äußerungen, nonverbale Zeichen, Intonationsmuster) als Ausdruck für bestimmte Handlungsformen zu identifizieren, Handlungsalternativen für (alltags- und berufsspezifische) interkulturelle Situationen zu entwickeln und diese – z.b. in Rollenspielen – zu praktizieren. Bei der Durchführung von Trainings werden auch Einsichten der Gruppendynamik angewendet.
- Im Anschluss an solche interkulturellen Weiterbildungsmaßnahmen werden ihre Ergebnisse mit Hilfe verschiedener Methoden (Fragebogen, Interviews, Assessments) festgestellt und den Auftraggebern und Teilnehmern vermittelt.
- Parallel zu diesem Projektmanagement einzelner interkultureller Trainings gibt es Entwicklungsaufgaben bezüglich zielgruppen- und zielkulturspezifischer Trainingsmaterialien (Videos, interaktive CD-ROMs, Textmaterialien, Handbücher).

Im Bereich *Mediation* werden spezifische sprach- und kommunikationsbezogene Aufgaben relevant. Sie werden im Folgenden stichwortartig
aufgeführt:

- eine konstruktive kommunikative Basis für ein Mediationsgespräch
  schaffen, indem man geeignete Konventionen vorschlägt
- das Mediationsgespräch führen und auf die Einhaltung der vereinbar-
  ten konstruktiven Kommunikationsregeln achten
- Unterstützung von Problemlöseprozessen
- Tatsachen- und Bewertungsformulierungen trennen
- Festhalten und Verbindlich-Machen von Lösungen
- Klärungsprozesse anleiten und ggf. metakommunikativ Missverständnisse aufdecken, die durch unterschiedliche sprachliche und interaktionsbezogene Konventionen entstanden sind
- Verweise auf andere Institutionen bei definierbaren rechtlichen, reli-
  giösen, politischen und anderen Teilkonflikten
- gesichtswahrendes Signalisieren von häufig vorkommenden kommunikativen Problemen, für die strukturelle Lösungen gesucht werden
  können.

Das Berufsfeld des *interkulturellen Beraters und Mittlers* umfasst sehr
breit definierte Aufgaben, wobei es vorteilhaft ist, Grundkenntnisse aus
dem Bereich der Mediation (s.o.) mitzubringen. Hinzu kommen die folgenden, stichwortartig angeführten Tätigkeiten:

- Organisation und Pflege von Kontakten zwischen kulturellen oder
  ethnischen Minderheitsgruppen bzw. Anleitung zur Selbstorganisation
- Integrations- und Assimilationsprojekte in den Bereichen Unterricht,
  Bildung, Justiz, Öffentlichkeitsarbeit, Polizei oder Militär entwickeln
  und durchführen
- spezifische Bedürfnisse der Minderheitsgruppen erheben und die
  Überführung dieser Bedürfnisse in konkrete Maßnahmen begleiten
- Supervisionen von Mitarbeitern innerhalb multikultureller Organisationen durchführen, d.h. Gruppen zur systematischen Selbstreflexion
  ihrer Zusammenarbeit anleiten
- kultur- oder nationalspezifische Managementstrategien entwickeln
  bezüglich der gemeinsamen Herstellung bestimmter Produkte und deren Vertrieb und Verkauf in anderen Ländern.

Daneben fallen Arbeiten an, die alle Selbstständigen leisten müssen, wie
z.B. die Werbung, Akquisition von Aufträgen, Kundenpflege, Buchhaltung etc.

4 Linguistische Schwerpunkte

Aus den unter (3) genannten Aufgaben und Anforderungen ergeben sich folgende Schwerpunkte für die linguistische Ausbildung:

- linguistische Grundlagenkenntnisse der Sprach- und Kommunikationsanalyse (angewandte Diskursforschung)
- Einsicht in die sprachlichen Mittel, wie man mit wem über Fremde(s) spricht: Beschreiben, Berichten, (biographisches) Erzählen, Bewerten, Vergleichen, Perspektivieren usw.
- metakognitive Kompetenzen zur bewussten Einschätzung der möglichen Wirkungen von (a) eigenkulturell geprägten kommunikativen Handlungen auf Fremde sowie von (b) fremdkulturellen Handlungsmustern und Normorientierungen auf die eigene Situationsinterpretation
- metakommunikative Kompetenzen zur Beschreibung und Erklärung fremdkulturellen Handelns und zur bewussten Koordination interkultureller Situationen
- praktische, für interkulturelle Situationen adäquate rhetorische Fertigkeiten (Präsentation, Moderation, Telefonberatung etc.)
- Fremdsprachenkompetenz mit Lern- und Anwendungsbezügen auf interkulturelle Kommunikationssituationen (z.b. sich auf die sprachlich-kulturelle Kompetenz von Nicht-Muttersprachlern einstellen können)
- Fähigkeit, ein interkulturelles Training, ein Beratungs- oder Mediationsgespräch in einer *lingua franca* (Englisch, Französisch, Deutsch, Russisch usw.) durchzuführen.

5 Weitere für die Tätigkeit erforderlichen Qualifikationen

Die Aufgaben eines Trainers für interkulturelle Kommunikation, eines Mediators oder Beraters/Mittlers zeigen ein spezifisches Profil, das eine interdisziplinäre Studienorganisation erfordert. Eine linguistische Ausbildung ist eine solide Basis, reicht jedoch alleine nicht aus. Durch den Erwerb von Fachwissen aus verschiedenen Bereichen, verbunden mit praktischen, kritisch reflektierten Fremderfahrungen (Winter 1998) und berufsorientierten sprachlich-rhetorischen Fertigkeiten müssen die Studierenden die Grundlagen für eine *Handlungs- und Mittlerkompetenz in interkulturellen Situationen* schaffen. Dazu werden weitere Qualifikationen benötigt, u.a.:

- eigene Auslandserfahrungen
- praktische Erfahrungen mit Methoden interkultureller Trainings-, Weiterbildungs- und Internationalisierungsmaßnahmen
- Kulturwissen über Geschichte, Ideologie, Wirtschafts- und Rechtsstrukturen, Religion etc. anderer Kulturen
- Erfahrungen in ethnografischer Feldforschung
- Erfahrungen und Kenntnisse in Betriebwirtschaftslehre, besonders im (internationalen) Projekt- und Personalmanagement (*International Human Resource Management*)
- allgemeine Kenntnisse in Methoden der Erwachsenenbildung, Weiterbildung und des Trainingsdesigns
- Grundkenntnisse der Psychologie interkulturellen Handelns, insbesondere der Sozialpsychologie, Personenwahrnehmung, Gruppendynamik, Austauschforschung und der Wertorientierung
- ausgewählte Kenntnisse aus der kulturvergleichenden Soziologie, der Volkskunde oder der Ethnologie.

6 Veranschaulichung

Mit einem Beispiel möchten wir zeigen, wie die linguistische Analyse im Bereich der interkulturellen Kommunikation methodische Verfahren vermittelt, die die Bearbeitung und Reflexion interkultureller Kommunikationssituationen bereichern können. Es wird illustriert, wie Trainer, Mediatoren und Mittler bei ihrer Arbeit die Ergebnisse und Verfahrensweisen dieses jungen wissenschaftlichen Bereichs nutzen können. Die unten angeführte Methodik folgt bestimmten Etappen der Vermittlung interkultureller Kompetenzen.

Critical Incidents

Eine wichtige Quelle für die Diskussion und Reflexion interkultureller Situationen sind Berichte über *critical incidents*, in denen die interkulturelle Verständigung nicht gelungen ist. Als Gründe für dieses Misslingen werden von den Erzählern oft ohne weitere Analyse kulturelle Unterschiede angeführt. Ein Beispiel:

Ein finnischer Student begibt sich in die Zentrale der deutschen Lufthansa in Helsinki, um mit dem deutschen Direktor dieses Unternehmens und dessen finnischem Assistenten zu klären, ob die Lufthansa bereit ist, einer Gruppe von Studierenden der Wirtschaftsuniversität besondere Konditionen für eine Besuchsreise nach Deutschland einzuräumen. Die Verhandlungssprache ist Deutsch, welches der Finne sehr gut beherrscht. Im Gespräch ist irritierend, dass es der Deutsche ist, der sich immer mehr in (über-) kooperativen Vorschlägen bezüglich der möglichen Gestaltung der Studienreise ergeht, während sich der finnische Bittsteller seine Vorstellungen quasi aus der Nase ziehen lässt.

Als dann die Wünsche der Reisegruppe, die allgemeinen Lösungsbedingungen und einige mögliche Lösungswege des Vorhabens gegen Ende des Gesprächs deutlich werden, versichert der deutsche Direktor seinem finnischen Gesprächspartner abschließend mehrfach, er habe das Problem verstanden und werde nun alles tun, um es zu lösen. Daraufhin stellt der Finne plötzlich eine Reihe von Zusatzfragen und bringt ganz neue Erwägungen ins Spiel. Auch setzt er sich mehrmals einfach durch, wenn er und der Direktor gleichzeitig anfangen zu sprechen. Beide Parteien, die mit sehr kooperativem Vorverständnis in die Verhandlung gegangen sind, bleiben trotz der erfolgten positiven Übereinkunft mit einigen Irritationen zurück.

Viele Analysen interkultureller Kommunikation basieren auf solchen Berichten, und Trainer und Mediatoren werden in ihrer Arbeit ständig mit ähnlichen kritisch erlebten Situationen konfrontiert. Interessant ist herauszuarbeiten, inwiefern bestimmte Bewertungen sprachlicher Handlungen erfolgen, durch die das Misslingen der Kommunikation den Einstellungen oder Mentalitäten kulturell Anderer zugeschrieben wird. So können solche Berichte schnell latente Stereotype bestätigen, in diesem Fall das Stereotyp „der Finne ist wortkarg".

Hypothesen über Interpretationsmöglichkeiten

Bei der Analyse solcher Berichte ist es wichtig zu beachten, dass die jeweils gewählten Kommunikationsformen bereits durch die organisatorische Struktur der Situation bestimmt sind. Manchmal wird eine Konfliktsituation von den Interagierenden zu schnell mit Verweis auf „das Kulturelle" interpretiert, wohingegen die Gründe der berichteten Probleme eher in der Gesprächsorganisation zu suchen sind. Ein wichtiger Schritt bei der Bearbeitung solcher Episoden ist die Formulierung von linguistisch begründeten Hypothesen, durch die implizite oder explizite Bewertungen fremder Kommunikationsformen problematisiert werden. Dies geschieht, um den Blick auf die Vielfalt möglicher Realisierungen von Handlungsintentionen zu öffnen, wie sie in interkulturellen Situationen auftreten.

Die folgenden Beispiele für solche Hypothesen entstanden aus einer genauen linguistischen Analyse der Videoaufzeichnung der oben genannten Situation sowie aus der Arbeit von Lenz (1990):

- Der Finne macht analog zu seinen Muttersprachenkonventionen möglicherweise auch im Deutschen längere Pausen zwischen seinen Äußerungen. Diese Pausen könnte der Deutsche als Signal werten, dass der Finne zu Ende gesprochen hat. Daraufhin übernimmt er – höflicherweise – selbst den turn, wodurch er den Finnen systematisch unterbricht (Hypothese über verschiedene Konventionen der Redeübergabe).

- Der Deutsche zeigt das Ende seiner Redebeiträge mit turn-Übergabesignalen an, ergreift jedoch möglicherweise deshalb aufs Neue das Wort, weil der Finne aufgrund seiner sprachlichen Konventionen bezüglich der Länge von Pausen zwischen Redebeiträgen nicht sofort antwortet. Der Deutsche meint also, der Finne übernehme den turn nicht (Hypothese über verschiedene Konventionen der Redeübernahme).

- Als Fremdsprachensprecher hat der Finne am Ende einzelner Äußerungen die Intonation so absinken lassen, wie er dies im Finnischen gewohnt ist. Dies führt möglicherweise dazu, dass der deutsche Partner meint, der Finne hätte zu Ende gesprochen, so dass er das Recht übernimmt (Hypothese über unterschiedliche Intonationsmuster zur Redeübergabe).

- Der Finne könnte aus deutscher Sicht zu wenige nonverbale Hörersignale gegeben haben mit dem Resultat, dass der deutsche Partner meint, dieser hätte ihn nicht richtig verstanden oder sei nicht einverstanden. Daher wiederholt er umgehend und eindringlicher das, was er gerade gesagt hat (Hypothese über verschiedene Konventionen der nonverbalen Kommunikation).

- Der Finne war möglicherweise von Beginn an unsicher, da er eine längere Kennenlernphase erwartet hätte, bevor die Gesprächspartner zum Geschäftlichen kommen. Dies führt für ihn zu einer Unklarheit darüber, in welcher Phase des Gesprächs man gerade ist (Hypothese über verschiedene Konventionen der Gesprächsorganisation) und welche „kommunikativen Aufgaben" gemeinsam gelöst werden müssen.

- Der Finne war vielleicht auch über das schnelle „Konzept" und die Lösungsvorschläge der deutschen Seite erstaunt, weil er nach finnischer Interpretation dieses Begriffs lediglich grob geordnete Vorüberlegungen angestellt hatte. Daher fühlte er sich von den gründlichen Vorarbeiten des Deutschen und von dessen ausführlichen Problemlösevorschlägen, die bereits vor der Verhandlung erarbeitet wurden, überrannt (Hypothese über verschiedene Konventionen der Anliegenbearbeitung und Gesprächsorganisation).

Hier werden bewusst eine ganze Reihe konkurrierender Hypothesen angeführt, die die spezifische Mehrdeutigkeit (Ambiguität) interkultureller Situationen widerspiegeln. Sie verweisen alle auf unterschiedliche Konventionen des Sprechens in *face-to-face* Situationen. Der hier vorgeschlagene Einstieg in die Analyse von interkulturellen Situationen in Form einer linguistisch begründeten Bestimmung von Handlungen beugt einer vorschnellen psychologischen Charakterisierung der Gesprächsteilnehmer bezüglich ihrer situativen Befindlichkeiten oder kulturellen „Mentalitäten" vor.

Für die weitere Bearbeitung solcher Erklärungshypothesen stehen mehrere Wege offen: ein üblicher Schritt ist eine *kontrastive* Analyse, bei der Konventionen unterschiedlicher Sprachen und Kulturen einander gegenübergestellt werden.

Kontrastive Analyse zur Feststellung von Unterschieden

Genauere Analysen der Kommunikation zwischen dem Deutschen und dem Finnen könnten die angeführten Hypothesen über unterschiedliche Sprechkonventionen bestätigen, falsifizieren oder erweitern. Bislang wurden Unterschiede in deutschen und finnischen Konventionen bei bevorzugten Intonationsmustern zur Markierung von Redebeiträgen und Pausen deutlich: Der Finne senkt die Intonation am Ende einzelner Äußerungen in Anlehnung an seine Muttersprache ständig ab, und seine – aus deutscher Sicht: langen – Zwischenpausen (*turn*interne Pausen) führen auf deutscher Seite regelmäßig zum Eindruck, er habe zu Ende gesprochen. Das Resultat: Der Deutsche ergreift das Wort und unterbricht damit systematisch den Finnen. Oder es entsteht Irritation auf deutscher Seite, wenn der Finne sein Rederecht verteidigt und weiterspricht. Der Deutsche wird dann durch einen vermeintlichen „Neuanfang" des Finnen zum Abbruch gezwungen, obwohl er sich vorher durch die lange „finnische" Pause zur *turn*-Übernahme „eingeladen" fühlte.

Man muss sich nun vorstellen, dass Trainer und Mediatoren diese rein linguistischen Erklärungen in aktuell ablaufende Interaktionen einbringen. Auch können solche Klärungsprozesse für beide Partner eine Sensibilisierung bezüglich der als „kulturell verschieden" aufgefassten sprachlichen Konventionen einleiten.

Linguistische Analysen zu den Wirkungen von Unterschieden

Wir möchten hier jedoch auf Beschränkungen kontrastiver Analysen hinweisen. Die Konzeption des Verstehens und damit auch des Missverstehens, die dort stillschweigend vorausgesetzt wird, ist die, dass in der interkulturellen Interaktion unterschiedliche sprachliche Konventionen aufeinander treffen und entweder harmonisieren oder nicht. Allein ihre Unterschiedlichkeit wird als Erklärung von Missverständnissen herangezogen. In interkultureller Kommunikation passiert jedoch mehr als ein ständiges Aufeinanderstoßen von Sprachen bzw. Kulturen: Gesprächsteilnehmer agieren nicht nur miteinander, sondern sie reagieren ständig und zwar auch auf die wechselseitigen Reaktionen. Zentral für die Analyse der interkulturellen Kommunikation ist also nicht so sehr die Analyse der verschiedenen sprachlichen Konventionen, sondern die *jeweilige Wirkung der Unterschiede in der Interaktion.* Gerade in der Analyse der „Reaktion auf die Reaktion" zeigt sich im angeführten Fallbeispiel die Qualität der linguistischen Analyse. So kann man zum Beispiel Eskalierungen in bestimmten interkulturellen Interaktionen erklären oder die Gestaltung von neuen sprachliche Strukturen, die keiner der beiden sprachlichen Handlungskonventionen folgen (Koole/ten Thije, 1994). Eine kontrastive Analyse kann für solche Neuschaffungen, die Interaktionspartner gemeinsam „hervorbringen", keine ausreichenden Erklärungen geben, weil diese Phänomene außerhalb ihrer Fragestellung liegen.

Genauere Videoanalysen des o.g. Falls unter dem Gesichtspunkt, welches sprachliche Handeln als „Reaktion auf die Reaktion" zu werten ist, ergaben beispielsweise, dass der Finne dem Deutschen nicht genügend Hörersignale (z.B. durch Blickkontakt, bestätigendes „hm hm") gab und vor allem zu lange bei der *turn*-Übernahme wartete. Dadurch gewann der deutsche Gesprächsteilnehmer den Eindruck, der Partner verstünde ihn nicht oder sei sachlich nicht einverstanden. Konsequenz: Der Deutsche paraphrasiert systematisch seine Vorschläge zur Reisegestaltung, manchmal eindringlicher (einschließlich nonverbaler Mittel), manchmal auch lauter, und treibt damit unbewusst den Finnen noch mehr in die Defensive.

Durch die Videodokumentation von Handlungen war es möglich, Beispiele zur interaktiven Entstehung von Kommunikationsproblemen und zur wechselseitigen Abweichung von eigenkulturellen Konventionen genauer zu belegen. Als Beispiel soll das Phänomen dienen, dass der Finne trotz seines Studentenstatus an verschiedenen Stellen das Rederecht behauptet, an denen er (FS) und der deutsche Lufthansa-Direktor (DD) gleichzeitig einen *turn* beginnen (Fläche 10):

```
     >┌                          !
7   FS└ ............. äh, ABER es ist natürlich auch sehr
```

```
    FS[ interessant, diesen äh              Air/Airport-Express
8   DD[                       Airport-Express ( )
```

```
9   FS[ äh (1 sek.) zu verwenden, (man) da bekommt man ja schon
```

```
     >┌                    \
    FS└ einen guten Überblick (a/) ich bin selber der Meinung,
     >┌                  /
10  DD└             Ja (i/)
```

```
     >┌                                              !
11  FS└ dass vielleicht dieser Airport-Express auch schon allEIN
```

```
     >┌                            !
    FS└ eine. äh gute und interessante Erfahrung ist
12  DD[                                        zweifellos
```

```
    FS[ für die Studenten    und deswegen sollte man das viel-
13  DD[               oh ja
```

```
14  FS[ leicht auch ma probieren ...
```

An solchen Stellen (vgl. Fläche 10) bricht der Lufthansa-Direktor seinen *turn* ab. Linguistisch lässt sich die Interaktion so erklären, dass die Gesprächsteilnehmer nicht gleichzeitig einen *turn* begonnen haben, sondern der Finne nicht zu Ende gesprochen hatte und nur einen Moment pausierte, bevor er seinen Beitrag weiterführte. Somit stellte sich das Problem nicht als „gleichzeitiges *turn*-Beginnen" dar, sondern als „Fortführen des Redebeitrags (FS)" versus „Neubeginn eines Redebeitrags (DD)". Möglicherweise hatte sich der Finne deshalb im Recht gefühlt, die Intervention des Deutschen nicht zu beachten.

Auch bei anderen oben beschriebenen Kommunikationsproblemen (z.B. bei den unerwarteten Zusatzfragen des Finnen bei Gesprächsende) ist eine solche *interaktionistische Interpretation* unter Berücksichtigung der Wirkungsprozesse möglich: (a) der Finne war bei Gesprächsende noch nicht zu allen für ihn wichtigen Punkten gekommen und wollte diese unter dem Zeitdruck der Gesprächsbeendigung unbedingt noch ansprechen; (b) der Deutsche war froh, endlich eine Folge „konstruktiver" Redebeiträge seitens des Bittstellers zu erhalten und brach als Reaktion seine Sprechinitiativen problemlos ab.

Alle hier charakterisierten sprachlichen Handlungen der deutsch-finnischen interkulturellen Situation sind letztendlich weder als „typisch deutsch" noch als „typisch finnisch" aufzufassen, denn sie entstehen inter-aktiv als Konsequenz der *situativen Wirkung von kulturspezifischen Kommunikationskonventionen.*

Verfahren zum Umgang mit Mehrdeutigkeit

Das zentrale Verfahren der linguistischen Analyse besteht darin, bestimmte Erklärungshypothesen von *critical incidents* an konkrete sprachliche Äußerungsformen zu koppeln. (Das bedeutet nicht, dass damit andere, z.B. psychologische Erklärungen zu verschiedenen Wertorientierungen von Menschen zurückgewiesen werden.) In einem interkulturellen Training oder Mediationsgespräch ist es also wichtig, die oben dargestellte Verfahrensweise explizit zu machen: Auf der Grundlage konkreter Äußerungen werden Hypothesen über unterschiedliche einzelsprachliche und kulturelle Konventionen aufgestellt, wie auch Hypothesen über mögliche Wirkungen dieser Unterschiede in der betreffenden Interaktionssituation. In der Reflexion ist es wichtig, das phasenweise Nebeneinander verschiedener Interpretationen sprachlicher Handlungen zu akzeptieren (Ambiguitätstoleranz) und eine endgültige Schlussfolgerung zurückzustellen, bis man aus dem dokumentierten Situationsablauf und aus Hintergrundlektüre zusätzliche Bestimmungsfaktoren erhält.

In trainings- und mediationsunerfahrenen Kreisen wird oft argumentiert, man könne doch in interkulturellen Situationen über mögliche Kommunikationsprobleme reden und damit Missverständnisse ausräumen. Wie die Beispiele zeigen, ist es jedoch nur mit speziellen linguistischen Kenntnissen über die Konventionen des Inter-Agierens möglich, sprachliche Handlungen einigermaßen sicher zu bestimmen. Dazu fehlt den meisten Menschen jedoch die Differenzierung. Außerdem reagieren ausländische Partner oft äußerst irritiert auf solche metakommunikativen Klärungen. Denn in vielen Kulturen ist eine explizite Auseinandersetzung über mögliche Kommunikationsprobleme tabu: Man könnte das Gesicht des anderen verletzen. Wer im Studium eine linguistische Kompetenz zur Analyse von *face-to-face* Interaktionen erwirbt, durch Auslandserfahrungen eine kommunikations- und interaktionsbezogene *Linguistic Awareness of Cultures* (Müller-Jacquier 2000) erwirbt und diese berufsqualifizierenden Kenntnisse in Praktika umsetzt, verfügt über die notwendigen Grundlagen für die vorgestellten Tätigkeitsfelder.

7 Literatur und weitere Hinweise

Altmann, G. & *Fiebiger*, H. & *Müller*, R. (1999): Mediation: Konfliktmanagement für moderne Unternehmen. Weinheim/Basel: Beltz

Axtell, R. E. (1994): Reden mit Händen und Füßen. Körpersprache in aller Welt. München: Knaur.

Ehlich, K. (1996): Interkulturelle Kommunikation. In: *Goebl*, H. & *Nelde*, P. H. & *Star*, Z. & *Wölck*, W. (Hrsg.): Kontaktlinguistik. Ein internationales Handbuch zeitgenössischer Forschung, 1. Halbband (920-931). Berlin & New York: de Gruyter.

Hofstede, G. (1993): Interkulturelle Zusammenarbeit: Kulturen – Organisationen – Management. Wiesbaden: Gabler.

Knapp-Potthoff, A. (1997): Interkulturelle Kommunikationsfähigkeit als Lernziel. In: *Knapp-Potthoff*, A. & *Liedke*, M. (Hrsg.) (1997): Aspekte interkultureller Kommunikationsfähigkeit (181-205) (= Reihe interkulturelle Kommunikation; 2). München: iudicium.

Koole, T./ *ten Thije*, J. D. (1994): The Construction of Intercultural Discourse. Team Discussions of Educational Advisers. Amsterdam/ Atlanta: RODOPI.

Kühlmann, T. M. (Hrsg.) (1995): Mitarbeiterentsendung ins Ausland. Auswahl, Vorbereitung, Betreuung und Wiedereingliederung. Göttingen: Verlag für Angewandte Psychologie.

Lenz, F. (1990): Der wortkarge Finne und der beredte Deutsche? Oder: Die Angst des Geschäftsmanns vor dem Muttersprachler. Helsinki: Helsinki School of Economics Working Papers.

Müller-Jacquier, B. (2000): Linguistic Awareness of Cultures. Grundlagen eines Trainingsmoduls. In: *Bolten*, J. (Hrsg.): Studien zur internationalen Unternehmenskommunikation (18-48). Leipzig: Popp.

Rehbein, J. (Hrsg.) (1985): Interkulturelle Kommunikation. Tübingen: Narr.

Thomas, A. (1996): Psychologie interkulturellen Handelns. Göttingen: Hogrefe.

Winter, G. (1998): Austauschforschung. In: Häcker, H./Stapf, K.H. (Hrsg.): Dorsch. Psychologisches Wörterbuch (88-89). Bern u.a.: Hans Huber.

Fachverband

SIETAR Deutschland e.v. – Society for Intercultural Education, Training and Research
Geschäftsstelle: c/o Technische Universität Chemnitz, Interkulturelle Kommunikation, 09107 Chemnitz
Internet: www.sietar.de

Ausbildungsmöglichkeiten für Interkulturelle Kommunikation an deutschen Universitäten

a) Studiengänge Interkulturelle Kommunikation

Technische Universität Chemnitz
    Interkulturelle Kommunikation (MA, NF)
    Internet: www.tu-chemnitz.de/phil/ikk
Universität München
    Interkulturelle Kommunikation (MA, NF)
    Internet: www.fak12.uni-muenchen.de/ikk/index.html
Universität Jena
    Interkulturelle Wirtschaftskommunikation
    Internet: www.wiwi.uni-jena.de/IWK/home.htm

b) Studiengänge mit IKK als Teilkomponente

Universität Bremen
    Institut für Interkulturelle und Internationale Studien InIIS
    Internet: http://alf.zfn.uni-bremen.de/~iniis
Georg-August-Universität Göttingen
    Institut für Interkulturelle Didaktik
    Internet: www.gwdg.de/~kflechs/welcome.html
Universität Hildesheim
    Internationales Informationsmanagement
    (Studienkomponente Interkulturelle Kommunikation)
    Internet: www.uni-hildesheim.de/FB/FB3/IIM/IIM.html
Universität Karlsruhe (TH)
    Interfakultatives Institut für Angewandte Kulturwissenschaft IAK
    Internet: www.iak.uni-karlsruhe.de
Fachhochschule Koblenz
    Interkulturelle Interdisziplinäre Europäische Studien InterEst
    Internet: www.fh-koblenz.de/fhkoblenz/institute/interest.html

Universität Osnabrück
Institut für Migrationsforschung und Interkulturelle Studien (IMIS)
Internet: www.imis.uni-osnabrueck.de
Universität Regensburg
Institut für Psychologie, Abteilung Sozial- und
Organisationspsychologie (Interkulturelle Psychologie)
Internet: http://rpssg3.psychologie.uni-regensburg.de/thomas/start.html

– im Bereich Deutsch als Fremdsprache/Interkulturelle Germanistik (ca.
4 SWS in IKK):

Universität Bayreuth
Deutsch als Fremdsprache (Interkulturelle Germanistik)
Internet: www.uni-bayreuth.de/departments/intergerm/index.htm
Universität Karlsruhe
Studienkomponente Interkulturelle Germanistik
Internet: www.uni-karlsruhe.de/~litwiss/interger.html

– im Bereich Philologie/Sprachwissenschaft (ca. 4 SWS in IKK):

Technische Universität Dresden
Zentrum für interkulturelle Forschung (ZIF)
Internet: www.tu-dresden.de/sul/zif.htm
Europa-Universität Viadrina Frankfurt (Oder)
Lehrstuhl für Sprachwissenschaft II: Fremdsprachendidaktik
Internet: http://viadrina.euv-frankfurt-o.de/~sw2
Universität des Saarlandes
Romanische Kulturwissenschaft und Interkulturelle Kommunikation
(mit Schwerpunkt Frankreich/Deutschland)
Internet: www.phil.uni-sb.de/FR/Romanistik/IK/ikindex.htm
Universität Erfurt
Professur Englische Sprachwissenschaft
(Angewandte Linguistik/Interkulturelle Kommunikation)
Internet: www.ph-erfurt.de/~knapp/index.html

– *im Bereich Pädagogik/Erziehungswissenschaften (ca. 4 SWS in IKK):*

Universität Gesamthochschule Essen
Zusatzstudiengang Interkulturelle Pädagogik
Internet: http://fab2.fb02.uni-essen.de/fb2/recht/ordleit.htm

TU Cottbus
Lehrstuhl Interkulturalität
Internet: www.tu-cottbus.de
Fernuniversität Hagen
Interkulturelle Erziehungswissenschaft
Internet: www.fernuni-hagen.de/ESGW/ERZBIL/INTE
Universität Hamburg
Arbeitsstelle Interkulturelle Bildung / Intercultural Studies
Internet: www.erzwiss.uni-hamburg.de/Arbeitsstellen/Interkultur/
             index.htm
Universität Koblenz
Institut für Interkulturelle Bildung
Internet: www.uni-koblenz.de/fb6/fb.html
Universität zu Köln
Interkulturelle Pädagogik
Internet: www.uni-koeln.de/ew-fak/Allg_paeda/int
Westfälische Wilhelms-Universität Münster
Arbeitsstelle Interkulturelle Pädagogik
Internet: www.uni-muenster.de/Erziehungswissenschaft/Projekte/
             Interkultur/intkult.html
Carl-von-Ossietzky-Universität Oldenburg
Interkulturelle Pädagogik
Internet: www.admin.uni-oldenburg.de/zsb/studien/inter.htm

– *im Bereich Betriebswirtschaftslehre*

Universität Mannheim
Kultur-BWL (Studienoption BWL mit sprach-
und kulturwissenschaftlichem Schwerpunkt)
Internet: www.bwl.uni-mannheim.de/Fakultaet/
             Studium_allgemein/Kultur-BWL/kultur-bwl.html
Universität Passau
Sprachen, Wirtschafts- und Kulturraumstudien (Diplom)
Internet: www.kuwi.de

3 Presse / Medien / Public Relations

Hans-Jürgen Bucher / Werner Holly

1 Beschreibung des Tätigkeitsfeldes

Sieht man einmal vom Volontariat ab, so gibt es für das Berufsfeld Presse/Medien/PR kaum fest etablierte Qualifikationszugänge. Medienberufe sind infolgedessen klassische Seiteneinsteigerberufe. Begünstigt wird dieser Zustand durch die hohe Entwicklungssdynamik in den Medienberufen. Berufliche Karrieren sind deshalb einerseits schwer planbar, andererseits aber auch dem individuellen Einsatz anheim gestellt. Unter diesen Voraussetzungen ist es eine der Ausbildungsfunktionen der Hochschulen, die individuelle Beschäftigungsfähigkeit durch die Vermittlung entsprechender Schlüsselqualifikationen auszubilden. Die Sprachwissenschaft/Linguistik kann in dieser Hinsicht für das Tätigkeitsfeld Presse/Medien/Public Relations auf die Bereiche Medienproduktion, Medienpräsentation, Medienplanung und Medienforschung vorbereiten.

Dem Tätigkeitsfeld Medien/Presse/PR wird allgemein eine weitere Expansion und eine hohe Entwicklungsdynamik bescheinigt. So beschäftigte die Informationswirtschaft nach Angaben des Bundesarbeitsamtes im Jahre 1997 etwa 1,7 Millionen Menschen. Allein in den Wirtschaftszweigen, die dem Medienbereich zuzurechnen sind, gibt es rund 900.000 Beschäftigte. Motor des Wachstums ist die schnelle Entwicklung der Informations- und Kommunikationstechniken. Die qualitative Entwicklung des Tätigkeitsfeldes Medien/Presse ist gekennzeichnet durch folgende vier Tendenzen: (1) Konvergenz der Mediengattungen, (2) Globalisierung der Medienkommunikation, (3) Verdichtung von Arbeitsprozessen und Kompetenzanforderungen und (4) Auflösung klassischer Berufsbilder (Vervielfältigung der Tätigkeitsanforderungen über die klassischen Aufgaben hinaus).

Medienkonvergenz

Charakteristisch für die aktuelle Entwicklung im Medienbereich ist die Konvergenz der verschiedenen Mediengattungen und damit der Trend zu multimodalen Formen der Kommunikation. Die Kompetenz im Umgang mit Text, Bild, Ton, Film und Grafik sowie mit hypertextuellen und hypermedialen Formen der Informationsaufbereitung wird dementsprechend zur entscheidenden Schlüsselqualifikation. Das gilt nicht nur für die Multimediaberufe im engeren Sinne, wie beispielsweise den Online-Journalismus oder das Electronic Publishing, sondern auch für die klassisch publizistischen Tätigkeiten im Bereich Presse, Hörfunk, Fernsehen oder Öffentlichkeitsarbeit. Auch in diesen Bereichen kommt es aufgrund der medialen Verflechtungen, beispielsweise von Zeitung und Online-Zeitung, von Radio und Web-Radio, zunehmend auf gattungsübergreifende Kompetenzen an. Neben das Formulieren als Basisqualifikation tritt zunehmend das Visualisieren von Inhalten und Themen.

Die sprachwissenschaftliche Ausbildung hat in dieser Hinsicht zum einen die klassische Textkompetenz zu bieten, wie sie für die produktiven Tätigkeiten des Recherchierens, Formulierens, des Aufbereitens von Medieninhalten gefordert ist. In der multimodalen Zeichenlehre bietet sie aber auch Ansatzpunkte für die Vermittlung von Basiskompetenzen im Bereich der visuellen Gestaltung multimedialer Angebote.

Globalisierung der Medienkommunikation

Neben den medienübergreifenden Kompetenzen erfordern die Globalisierung und Internationalisierung der Medienkommunikation eine mehrsprachige und interkulturelle Kommunikationskompetenz (vgl. Kap. 2). Das gilt für den Bereich der weltweiten, internetbasierten Recherche ebenso wie für die Produktion von Medienangeboten für einen im Prinzip weltweiten Medienmarkt. Auch im Bereich der Aufbereitung von Medieninhalten kommt es zunehmend darauf an, Zusammenhänge zwischen globalen und lokalen Ereignissen erkennen zu können. Die Internationalisierung des Arbeitsmarktes können ebenfalls nur diejenigen nutzen, die über die entsprechenden sprachlichen und interkulturellen Kenntnisse verfügen. Ein Ansatz zur Vermittlung dieser Schlüsselqualifikationen liegt in den verschiedenen Philologien, die sprachliche und interkulturelle Kompetenz miteinander verbinden.

Verdichtung der Arbeitsprozesse

Die Digitalisierung der Medienkommunikation hat in den Tätigkeitsfeldern Medien/Presse dazu geführt, dass die Erarbeitung von Inhalten, deren Präsentation und teilweise deren Vermarktung zunehmend zusammenfallen. So recherchieren und verfassen Printjournalisten nicht nur ihre Beiträge, sondern sind auch für deren Layout verantwortlich. In Hörfunk und Fernsehen übernehmen Journalisten zunehmend weitere Aufgaben – beispielsweise den digitalen Audio- und Videoschnitt oder die Aufnahmetechnik –, für die bislang Medientechniker oder Kameraleute zuständig waren. Im Bereich Öffentlichkeitsarbeit liegen Konzeptionserstellung, Inhaltserarbeitung, Präsentation und Kommunikationsmanagement vielfach in einer Hand. Von selbstständig Beschäftigten im Medienbereich müssen neben der Produktion auch betriebswirtschaftliche Aufgaben wahrgenommen werden. Durch diese Entspezialisierung kommt es zu einer Verdichtung der Arbeitsanforderungen, die sowohl multifunktionale Qualifikationsprofile als auch einen hohen Grad an Organisationsfähigkeit erfordern.

Um die universitäre Ausbildung auf diese Anforderungen abzustimmen, ist die Formulierungs- und Visualisierungskompetenz durch eine entsprechende Fachkompetenz in einem der medial relevanten Wissensgebiete zu ergänzen. Dazu gehören neben der Politik, der Wirtschaft, dem Recht, verschiedenen Naturwissenschaften auch das landeskundliche, interkulturelle Wissen über andere Länder und deren Kulturen.

Auflösung klassischer Berufsfelder

Charakteristisch für das Tätigkeitsfeld Medien/Presse/PR ist ein zunehmend hoher Anteil an selbstständig Beschäftigen. Während in anderen Berufsfeldern im Durchschnitt zwei Drittel der Beschäftigten fest angestellt sind, sind es im Journalismus nur noch die Hälfte aller Beschäftigten. Außerdem nimmt der Anteil der Selbstständigen doppelt so schnell zu wie in anderen Beschäftigungsbereichen. Die Ursachen dafür liegen einerseits in der hohen Dynamik der Tätigkeitsfelder in Medienberufen, mit einer ganzen Reihe neuer Berufsbilder, aber auch in der Tendenz, publizistische Leistungen aus Medienunternehmen auszulagern (Outsourcing).

Dementsprechend haben sich Hochschulabsolventen auf Arbeitsverhältnisse einzustellen, die auf der Basis von Werkverträgen, Projektarbeit oder der Gründung selbstständiger Medienunternehmen wie PR-Agenturen oder Journalistenbüros bestehen. In solchen freien Tätigkeiten ist die Fixierung auf ein einheitliches, fest umrissenes Berufsbild nicht mehr möglich (vgl. die in Naumann 1999 dargestellten Medienberufe). Die zunehmende Digitalisierung in der Medienproduktion hat zur Folge, dass neben der Produktions- und Gestaltungskompetenz immer stärker auch EDV-Kompetenzen gefordert sind. Das gilt insbesondere für die Multimedia-Berufe.

2 Einschätzung der Berufschancen

Die Chancen für Hochschulabsolventen, in den Berufsfeldern Medien/Presse/PR eine Beschäftigung zu finden, sind immer noch überdurchschnittlich gut. Während die Arbeitslosigkeit bei allen Hochschulabsolventen in den Jahren 1995 bis 1997 angestiegen ist, nahm sie für Journalisten und Redakteure mit Hochschulabschluss deutlich ab. Das größte Kontingent an Stellen ist im Bereich Öffentlichkeitsarbeit/Public Relations sowie in den Printmedien zu erwarten: So waren 1998 von den angebotenen Stellen im Medienbereich 28 Prozent aus dem Bereich Öffentlichkeitsarbeit, je ein Viertel stammten aus Zeitungen und Zeitschriften bzw. aus technischen Redaktionen. Nur 9 Prozent der Stellen entfielen auf Angebote aus dem Bereich Hörfunk und Fernsehen. Immerhin bereits sechs Prozent betrafen den Bereich Online-Journalismus. Obwohl sich im Bereich der audiovisuellen Medien, aufgrund der Expansion privater Rundfunkanbieter, die Zahl der Festangestellten zwischen 1991 und 1993 fast verdoppelt hat – auf rund 3600 Beschäftigte –, ist dieser Bereich der Medienberufe im Vergleich mit andere Teilen des Berufsfeldes zahlenmäßig begrenzt.

Nach Trendberechnungen der Multimedia-Enquête Baden-Württemberg werden in 15 Jahren bereits 70 % der Erwerbstätigen in Deutschland mit immaterieller Arbeit und hierbei wiederum oftmals mit irgendeiner Form von informationsverarbeitenden und kommunizierenden Aufgaben zu tun haben. Multimedia wird dies erleichtern und zugleich steigern, mit dem Effekt, dass relativ und vermutlich auch absolut die materielle Arbeit noch mehr zurückgedrängt wird.

Die Verdienstmöglichkeiten sind sehr unterschiedlich, gestaffelt nach Größe und Prestige des Arbeitgeberunternehmens bzw. abhängig von der Eigeninitiative eines Selbstständigen.

3 Sprachlich-kommunikative Aufgaben – Anforderungsprofil

Im Zentrum der sprachlich-kommunikativen Aufgaben steht der schnelle und routinierte Umgang mit Textproduktion (die Bild- und Tonelemente einschließen kann) in verschiedenen Phasen des Prozesses, von der Recherche über die Aufbereitung und Strukturierung von Informationen bis zur Textformulierung und -gestaltung und gegebenenfalls mündlichen Präsentation in verschiedenen Darstellungsformen.

- *Recherche*: Kenntnis von professionellen Informationsquellen und einschlägigen Recherchemethoden; rasches Auffinden von Informationen in Nachschlagewerken, Internet, Statistiken usw.; kritischer Umgang mit Informationsmaterialien; besondere Fähigkeiten und kommunikatives Geschick bei Anfragen, Befragungen und Interviews
- *Aufbereitung und Strukturierung von Informationen*: Vertrautheit mit dem gesamten Spektrum journalistischer Darstellungsformen in verschiedenen Medien; Gliederung und Portionierung von Informationen in überschaubare und nachvollziehbare Teilschritte; Sinn für die Auswahl von Relevantem und das Weglassen von weniger Wichtigem
- *Textformulierung und -gestaltung*: sicheres und schnelles Formulieren und Umformulieren, Paraphrasieren sprachlicher Inhalte in verschiedenen, den jeweiligen Darstellungsformen und Medien angepassten Stilen; sehr gute Fähigkeit, sich verständlich, schlüssig argumentativ und adressatengerecht auszudrücken; hohe Kompetenz im anschaulichen Vermitteln komplexer und fachspezifischer Inhalte an unvorbereitete Laien; Kenntnisse der Techniken des Interesseweckens und der „auflockernden" Darstellung; Grundkenntnisse der Textgestaltung, der graphischen Aufbereitung von Informationen; Umgang mit Bildmaterialien, Graphiken, Filmen, Tönen; bewusster und kritischer Umgang mit den medienspezifischen Zusammenhängen verschiedener Zeichensysteme (Text/Bild/Laufbild/Ton/Musik); Umgang mit Hypertexten
- *Mündliche Präsentation*: weitgehend dialektfreie professionelle Sprechfähigkeit; Kenntnisse von Befragungstechniken und Verlaufsspezifika in Medieninterviews.

4 Linguistische Schwerpunkte

Aus den unter (3) genannten Anforderungen ergeben sich entsprechende Schwerpunkte für die linguistische Ausbildung:

- sicherer Umgang mit grammatischen, stilistischen und orthographischen Normen und ihrer jeweiligen Problematik vor dem Hintergrund des aktuellen Sprachwandels
- Kenntnis medialer Text- und Gesprächssorten (journalistischer Darstellungsformen) und ihrer Medienspezifik
- Kenntnisse über das Zusammenspiel von Text und Bild/Ton sowie über die Komplexitäten mulitmodaler Präsentationsformen

- Vertrautheit mit linguistischen Problemen der Textproduktion, Textoptimierung und vor allem der sprachpraktischen schriftlichen und mündlichen Performanz, darin eingeschlossen Kenntnisse der Gesprächsorganisation und Gesprächsführungskompetenz
- Fragen der linguistischen Verständlichkeitsforschung, der Fachsprachen- und Vermittlungsproblematik, einschließlich institutioneller Kommunikation
- Gesichtspunkte der linguistischen und normativen Stilistik und Sprachkritik
- Auseinandersetzung mit den Gebieten „Sprache in der Politik" und „Sprache der Öffentlichkeit" als spezifischen Registern, mit Werbesprache und Propaganda.

Die Vertrautheit mit den zuletzt genannten linguistischen Forschungsfeldern konstituiert auch eine umfassende Kompetenz für den analytischen, kritischen Umgang mit Produkten der Medienkommunikation und für die Mediengestaltung. In jüngster Zeit sind diese inhaltlichen Schwerpunkte durch die linguistische Forschung zum Bereich Hypertexte und der Hypermedia erweitert worden. Entsprechend hinzugekommen ist die Vermittlung von

- Fähigkeiten, hypertextuelle Informationsangebote zu analysieren und zu produzieren (vgl. Kap. 5).

5 Weitere für die Tätigkeit erforderliche Qualifikationen

Zu den unmittelbar sprachlich-kommunikativen Qualifikationen kommen weitere, die z.T. mit diesen eng verbunden sind:

- Fremdsprachenkenntnisse und interkulturelle Kompetenzen, möglichst auf der Basis von Auslandsaufenthalten
- Fähigkeiten im persönlichen Kontakt, vor allem für die Recherche; Teamfähigkeit
- Kenntnisse der elementaren technischen Grundlagen von Medien
- Kenntnisse der institutionellen Strukturen des Mediensystems, Formen des Medienverbunds
- schnelle Einarbeitung in neue thematische Felder
- Grundkenntnisse in Politik, Sport, Wirtschaft oder Wissenschaft; möglichst Spezialisierung in einem Fachgebiet
- Organisatorische und betriebswirtschaftliche Kompetenzen, sofern selbstständige Tätigkeit notwendig oder gewünscht wird.

Einstieg in das Berufsfeld

Schon während des Studiums müssen praktische Erfahrungen im Recherchieren, Schreiben und/oder Sprechen/Präsentieren gesammelt werden. Nicht nur Schüler- und Studentenzeitungen und Campusradios sind Erprobungsfelder; fast unerlässlich ist die praktische Tätigkeit in Form von Nebenarbeit/Mitarbeit in Tageszeitungen, Stadtanzeigern u.Ä., kleinen Privatradios. Hospitationen, Praktika und Volontariate bei Radio und Fernsehen sind jedoch schwer zu bekommen.

6 Veranschaulichung

Eine ganze Reihe von Tätigkeiten im Bereich Presse/Medien/PR betreffen die Überarbeitung und Optimierung von Medienprodukten für eine spezifische Adressatenausrichtung oder für die Einpassung in einen bestimmten Verwendungskontext. Das gilt beispielsweise für die Aufbereitung von Agenturtexten für das eigene Medium, das Umschreiben von Pressematerialien, das Redigieren von Texten freier Mitarbeiter, die Überarbeitung von verschriftlichten Interviews, aber auch für strukturelle Produktoptimierungen im Bereich des Textdesigns und des Layouts. Am folgenden Beispiel soll gezeigt werden, wie textliche, textdesignerische und medienspezifische Kompetenzen in der Produktoptimierung zusammenfließen.

Die beiden Abbildungen auf der folgenden Seite zeigen die alte Einstiegsseite des Südwestfunks aus dem Jahre 1997 (Abb. 1) und die nach der Fusion von SWF und SDR entstandene neue Einstiegsseite für das Online-Angebot des Südwestrundfunks (Abb. 2). Eine Rezeptionsstudie hat zu dem Ergebnis geführt, dass alle Probanden die SWF-Einstiegseite als unübersichtlich beurteilten, sie als unergonomisch in der Nutzung empfanden, Orientierungsschwierigkeiten mit der Seitenaufteilung hatten sowie verschiedene Linkkennzeichnungen nicht verstanden.

Auf der Basis dieser Befunde wurde eine Optimierung für die neue SWR-Einstiegsseite entwickelt. Da die Diagnose von Verstehens- und Nutzungsproblemen noch nicht deren Lösung beinhaltet, wurden in einer Produktanalyse mögliche Quellen für diese Probleme lokalisiert und Veränderungsvorschläge entwickelt. So hat sich gezeigt, dass die Schwierigkeiten, bestimmte Linkkennzeichnungen zu verstehen, auf fehlenden Wissensvoraussetzungen beruhen: Wer die Organisationsstruktur des Südwestfunks nicht kennt, kann auch nicht den Unterschied zwischen Landesfunkhaus, Landesstudio und Landesprogramm kennen und versteht dementsprechend die Links im Navigationsframe der Seite nicht. In der optimierten SWR-Version ist dieses Problem dadurch gelöst, dass die Aufteilung nur noch nach den entsprechenden Rundfunkprogrammen erfolgt, die den Nutzern ja bekannt sind. Weitere Gründe für die Unverständlichkeit von Linkkennzeichnungen waren die Verwendung von Fachtermini („Mitschnittdienst", „Manuskriptdienst", „Kindernetz") oder die Verwendung vager Termini („Multimedia", „Adressen").

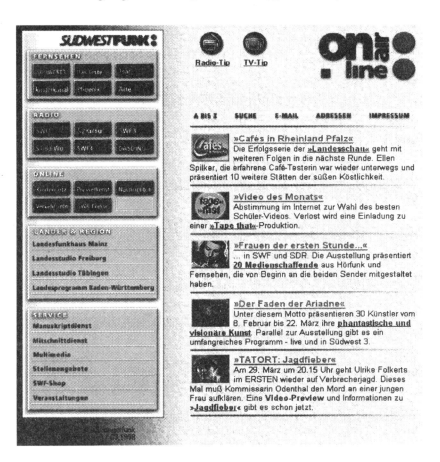

Abb. 1: Die frühere Internet-Einstiegsseite des Südwestfunks aus dem Jahre 1997.

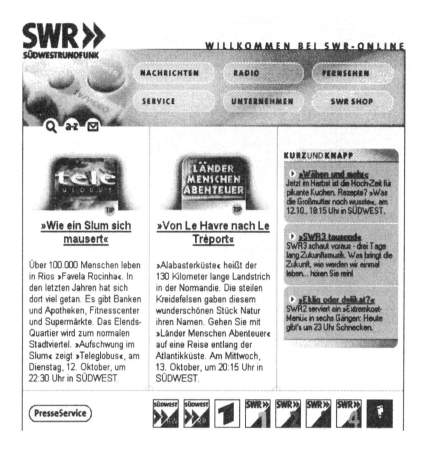

Abb. 2: Die optimierte Einstiegsseite des Südwestrundfunks nach der Fusion von SWF und SDR zum SWR

Als eine Quelle für den Eindruck der Unübersichtlichkeit hat sich die Vielzahl der verschiedenen Links im Navigationsframe erwiesen. Die neue Version zeichnet sich dadurch aus, dass die Strukturinformationen der Einstiegsseite neu organisiert wurden. Es wurden verschiedene Verknüpfungen zusammengefasst, um so die Anzahl der Links zu verkleinern. Und es wurden zwei Gruppen von Strukturlinks gebildet, die auf der Seite auch räumlich getrennt sind: Im Seitenkopf finden sich die Links zu *Programmangeboten,* im Seitenfuß die Links zu den einzelnen *Programmen.*

Beibehalten wurden in der neu gestalteten Einstiegsseite die Inhaltsangebote in der Seitenmitte. Die Rezeptionsstudie hat eindeutig ergeben, dass Online-Nutzer neben Strukturinformationen auch Inhaltshinweise auf besonders attraktive Teile einer Site erwarten. In dieser doppelten Erwartungsstruktur spiegeln sich die zwei grundlegenden Nutzungsstrategien nicht-linearer Medien: die *gezielte Suche* nach einem bestimmten Inhalt, die auf die Strukturinformationen angewiesen ist, und das *freie Flanieren (Surfen)*, bei dem sich der Nutzer von auffallenden Inhalten leiten lässt. Aus Gründen der Übersichtlichkeit ist allerdings die Anzahl der Inhaltsangebote in der Seitenmitte reduziert worden.

Für eine derartige Überarbeitung eines Webangebotes sind folgende linguistische Kompetenzen gefordert:

- die Fähigkeit, ein Online-Angebot hinsichtlich seiner Struktur und seiner möglichen Nutzungsprobleme zu analysieren
- die Fähigkeit, ein Untersuchungsdesign zu entwickeln, mit dem die Nutzung getestet werden kann
- die Fähigkeit, die Quellen für diagnostizierte Verstehens- und Nutzungsprobleme zu finden
- die Fähigkeit, die textliche Gestaltung von Links zu analysieren und sie umzuformulieren
- die Fähigkeit, anregende Kurztexte für die Präsentation des Inhaltsangebotes einer Seite zu formulieren
- die Fähigkeit, Kriterien für übersichtliche Layout-Strukturen zu entwickeln

Das Beispiel dieser Umgestaltung einer Web-Einstiegsseite ist insofern symptomatisch für die Gestaltung nicht-linearer Medien, als sie die Notwendigkeit einer Verbindung von Optik und Stilistik zeigt. Mit der Etikettierung dieser Verfahrensweise als „Textdesign" wird ausgedrückt, dass die Multimodalität und Nicht-Linearität der neuen Medien gerade die Verbindung von Textkompetenz, Gestaltungskompetenz und Visualisierungskompetenz erfordert.

7 Literatur und weitere Hinweise

Behrens, I. (1997): Neue Berufe in den Neuen Medien. Düsseldorf: Econ

Gavin-Kramer, K./*Scholle*, K. (1996): Studienführer Journalistik, Kommunikations- und Medienwissenschaften (2. überarb. Aufl.), München.

Hömberg, W./*Hackel-de-Tour*, R. (1996): Studienführer Journalismus, Medien, Kommunikation, Konstanz.

Mast, C./ Popp, M./*Theilmann*, R. (1997): Journalisten auf der Datenautobahn. Qualifikationsprobleme im Multimedia-Zeitalter. Konstanz: UVK Medien-Verlags-Gesellschaft.

Mast, C. (1999): Berufsziel Journalismus. Aufgaben, Anforderungen und Ansprechpartner. Opladen: Westdeutscher Verlag.

Michel, L./Benkert, W. (1999): Neue Selbständigkeit in der Medienbranche. Ein Modellfall für den Dienstleistungssektor. Stuttgart: Akademie für Technikfolgenabschätzung.

Michel, L./Goertz, L. (1999): Arbeitsmarkt Multimedia. Trends und Chancen. Berlin: Vistas Verlag.

Michel, L./Schenk, M. (1994): Audiovisuelle Medienberufe. Qualifikationsbedarf und -profile. Opladen: Westdeutscher Verlag.

Naumann, C. (Hrsg.) (1999): Sprung in die Zukunft. Mit Medien- und Kommunikationsberufen zum Erfolg. Qualifikationen, Ideen, Karrieren. Stuttgart: Deutsche Verlags-Anstalt.

Welsch, J. (1997): Multimedia – Studie zur Beschäftigungswirkung in der Telekommunikationsbranche. Frankfurt a.M.

Berufsverbände:
• Deutscher Journalisten Verein
  Internet: www.djv.de
• IG Medien
• Deutsche Gesellschaft für Publizistik und Kommunikationswissenschaft

Fachpublika (mit Stellenanzeigen):
• Medium Magazin
• Der Journalist
• Message

Web-Adresse:

www.medienwissenschaft.de/studium/uni-studiengaenge.shtml

Dieser Link führt zu einer Seite des Online-Angebotes der Trierer Medienwissenschaft, auf der nahezu vollständig die Ausbildungsangebote für den Bereich „Presse/Medie/PR" aufgelistet sind.

4 Technische Dokumentation

Eva-Maria Jakobs

1 Beschreibung des Tätigkeitsfeldes

Das Berufsfeld „Technische Dokumentation" ist ein relativ junger Tätigkeitsbereich, der mit der Entwicklung unserer Gesellschaft zur Informationsgesellschaft zunehmend an Bedeutung gewinnt. Viele moderne technische Geräte, Maschinen und Software sind heute ohne Bedienungshinweise nutzlos. Da sie in der Regel nicht selbsterklärend sind, bedarf es kommunikativer Maßnahmen, um zwischen Hersteller und Anwender zu vermitteln. Die intelligente Verknüpfung von Produkten und Dienstleistungen wird heute als eine wichtige Möglichkeit gesehen, die Wettbewerbsfähigkeit von Unternehmen aus Hochlohnregionen zu sichern. Technische Dokumentationen gelten als eine produktbezogene Dienstleistung, die vor dem Hintergrund des Produkthaftungsgesetzes und des Kampfes um bessere Marktchancen für Produkte immer wichtiger wird. Der Begriff „Technische Dokumentation" umfasst nicht nur Bedienungsanleitungen, sondern auch andere Textsorten wie Ersatzteil- und Produktkataloge, Aufbau- und Aufstellungsanleitungen, Wartungs-, Vertriebs- und Schulungsunterlagen als Print- oder als interaktive Online-Dokumentationen. Von ihrer Qualität hängt unter anderem ab, wie effizient Technik im privaten Alltag wie auch in Arbeitskontexten genutzt werden kann.

Die Erstellung Technischer Dokumentationen erfolgt betriebsintern oder durch herstellerexterne Dokumentations-Dienstleister. In diesem Kontext haben sich verschiedene neue Berufe etabliert wie *Technische(r) RedakteurIn*, *Technische(r) IllustratorIn* und *MediendesignerIn*. Von diesen Berufen ist der des Technischen Redakteurs am stärksten sprachlich-kommunikativ orientiert.

a) Technischer Redakteur

Technische Redakteure decken in der Praxis einen breiten Aufgabenbereich ab. Verlangt wird das gesamte Spektrum von Tätigkeiten, das nötig ist, um Informationen über technische Produkte und ihre Funktionsweise für verschiedene Zielgruppen darzustellen. Technische Dokumentationen sollen es dem Nutzer ermöglichen, möglichst rasch die gewünschte Information zu erhalten, diese zu verstehen und sinnvoll für verschiedene Tätigkeiten, wie die Bedienung, Wartung oder Reparatur eines Gerätes, einsetzen zu können.

Die Arbeit des Technischen Redakteurs umfasst einen ganzen Zyklus von Tätigkeiten. Er reicht von der Informationsbereitstellung (Informationen recherchieren, in Datenbanken verwalten und aufgabengerecht aufbereiten) über die Konzeption der zu erstellenden Dokumente (Zielgruppen- und Zweckbestimmung, Medienwahl, Standardisierung), die Kosten-, Zeit- und Nutzenplanung bis hin zur eigentlichen Dokumentationserstellung (strukturieren, formulieren, visuell gestalten) und ihrer Überprüfung (redigieren, lektorieren, testen). Der Bereich Textproduktion bildet den eigentlichen Arbeitsschwerpunkt.

Die genannten Tätigkeiten bedingen spezifisches Wissen und Können. Die Akquisition von Informationen sowie deren Weiterleitung an Zulieferer und Kunden verlangt ausgeprägte sprachlich-kommunikative Fähigkeiten, sei es bei der Formulierung von Suchbegriffen für die Recherche in Datenbanken oder im Austausch mit Vertretern verschiedener Abteilungen innerhalb des Unternehmens. Beim Verfassen von Dokumentationen soll sich der Technische Redakteur an den Bedürfnissen und Vorkenntnissen der Zielgruppe orientieren, zum anderen aber auch betriebswirtschaftliche und juristische Faktoren berücksichtigen, wie die Möglichkeit der Mehrfachverwendung von Produktangaben. Technische Informationen werden heute zunehmend in unterschiedlichen Medien angeboten, so z.B. Bedienungsanleitungen als gedrucktes Handbuch und als Online-Version. Um Doppelarbeit zu vermeiden, sollen die Informationen zum Produkt möglichst nur einmal erfasst und so aufbereitet (strukturiert, standardisiert, archiviert) werden, dass es möglich ist, aus dieser einen Quelle verschiedene Dokumente (gedruckt und online) zu erzeugen. Vielfach müssen vorliegende Dokumentationen überarbeitet werden. Im Idealfall wird die Brauchbarkeit der Dokumentation für den Nutzer getestet.

Weitere Aufgabenbereiche für Technische Redakteure ergeben sich mit der Produktion von Messe-, Verkaufs- und Schulungsmaterialien oder etwa mit der Arbeit als Technikautor (für Fachzeitschriften und -verlage). In der Berufspraxis ist es üblich, dass der Technische Redakteur – abhängig vom Arbeitskontext – mehrere Tätigkeiten nebeneinander ausübt. Dies gilt gleichermaßen für angestellte Technische Redakteure wie auch für selbstständige.

b) Technischer Übersetzer

Typische Tätigkeiten des Technischen Redakteurs finden sich auch in anderen, verwandten Berufsfeldern. Technische Übersetzer haben die Aufgabe, Technische Dokumentationen fachgerecht aus der Ausgangs- in die Zielsprache zu übersetzen (vgl. Kap. 7). Weitere Aufgaben ergeben sich mit der terminologischen Aufbereitung von Fachtexten, der kundenspezifischen Erstellung von Projektwörterbüchern, der Korrektur missverständlicher Anweisungen sowie der Anpassung von Dokumentationen an die Anforderungen des Zielmarktes.

c) Technischer Lektor

Als Lektoren sind Technische Redakteure maßgeblich für die Qualitätssicherung Technischer Dokumente zuständig. Sie überarbeiten und optimieren bereits vorhandene Dokumente bzw. erarbeiten Korrekturvorschläge.

Ausbildungsangebote

Die Ausbildung erfolgt bisher vorwiegend an Fachhochschulen sowie über privatwirtschaftliche Aus- und Weiterbildungsangebote. Seit 1999 kann Technische Redaktion auch als grundständiger Magisterstudiengang an der Universität (RWTH Aachen) belegt werden. Einige Universitäten bieten im Rahmen anderer Studiengänge (Medienwissenschaft, Übersetzungswissenschaft u.a.) den Vertiefungsschwerpunkt „Technische Redaktion" an, beispielsweise die FU Berlin, die Universität Hildesheim oder die Universität Trier.

Die Ausbildung unterscheidet sich in der Vermittlung sprachlich-kommunikativer und technischer Kenntnisse sowie in ihrer Ausrichtung auf Branchen (Maschinenbau, Informatik, Medizintechnik u.a.). Die Art der Ausbildung entscheidet über den zu erwerbenden Abschluss als Diplom-Technikredakteur(in), Magister „Technische Redaktion", Diplom-Ingenieur(in) „Technische Redaktion".

2 Einschätzung der Berufschancen

Die Berufschancen sind für alle Absolventen gut. Die zunehmende Technisierung unserer Gesellschaft wie auch der Trend zu immer komplexeren und damit erklärungsbedürftigeren Produkten erzeugen einen erheblichen Bedarf an Fachleuten, die gleichermaßen über sprachlich-kommunikatives wie auch technisches Know how verfügen. Die Industrie investiert zunehmend in diesen Bereich. Eine betriebliche Recherche von 1996 zeigt, dass sich inzwischen 5 bis 15 % des Entwicklungspersonals von Unternehmen mit Technischer Dokumentation befassen (Kerst 1996). Viele kleinere und mittlere Unternehmen nutzen vorwiegend externe Dienstleister für Technische Dokumentation. Die meisten in den letzten Jahren gegründeten TD-Dienstleister expandieren.

Mitte der neunziger Jahre waren in der Bundesrepublik Deutschland annähernd so viele Technikredakteure wie Journalisten beschäftigt – ca. 40.000 (Kerst 1996). Die meisten derzeit tätigen Redakteure sind Ingenieure, Quereinsteiger aus anderen Disziplinen (Germanisten etc.) oder Autodidakten, die an ihrem Arbeitsplatz die benötigten Kenntnisse durch Training-on-the-Job, Kurse oder firmeninterne Weiterbildungsmaßnahmen erworben haben. Benötigt werden zunehmend Fachleute, die sich durch ein Studium für den Bereich der technischen Redaktion qualifiziert haben. Die Ausbildungsangebote an Fachhochschulen und Universitäten können diesen Bedarf bisher kaum abdecken.

Technische Redakteure arbeiten als Angestellte, Selbstständige oder Freiberufler. Die beruflichen Aufstiegsmöglichkeiten in Unternehmen und Dienstleistungsfirmen für Technische Dokumentation hängen u.a. von der Firmengröße ab. Es sind folgende Rangstufen möglich: Technischer Redakteur als Berufsanfänger, Redakteur mit fortgeschrittener Berufserfahrung, Teamleiter (Gruppenleiter), Redaktionsleiter (Abteilungsleiter), Geschäftsführer (selbstständig).

1996 bewegte sich das durchschnittliche Jahresbruttoeinkommen zwischen 80.000 und 90.000 DM. In einzelnen Branchen, wie dem Anlagenbau, der Telekommunikation und der Weiterbildung, kann es höher liegen (vgl. tekom nachrichten 5/97).

3 Sprachlich-kommunikative Aufgaben – Anforderungsprofil

Die sprachliche Umsetzung verlangt ausgeprägte (fach)sprachliche und rhetorische Fähigkeiten. Technische Redakteure sollten gute terminologische Kenntnisse mitbringen, Verständlichkeitsansätze und -maximen kennen sowie mit Grenzen und Möglichkeiten differierender Darstellungsformen (Printtext, Hypertext und Multimedia) vertraut sein. Im Zuge der Globalisierung der Wirtschaft werden Dokumentationen für verschiedene Sprach- und Kulturräume benötigt. In diesem Zusammenhang sind interkulturelles Wissen, die Kenntnis von Fremdsprachen und

Grundkenntnisse im Übersetzen gefragt. Im Idealfall ist der Technische Redakteur in der Lage, durch Nutzertests die Verständlichkeit von Dokumentationen zu prüfen und zu optimieren.

Abhängig vom Arbeitsschritt werden die folgenden sprachlichen und kommunikativen Fähigkeiten verlangt:

- *Informationsgewinnung*: schnelles, sicheres Formulieren von Suchbegriffen, Erschließen, Exzerpieren und Verschlagworten von Texten, Kommunikation mit Produktentwicklern
- *Textproduktion*: sicheres Beherrschen grammatischer, orthografischer und stilistischer Regeln, ausgeprägte Textsortenkenntnis (Bedienungsanleitung, Checkliste, Glossar, Produktprospekt, Webseite etc.), flexibler Einsatz verschiedener Darstellungsformen und -techniken (Beschreiben, Instruieren, Warnen, Nutzer Ansprechen, Werben), Formulieren für verschiedene Darstellungsformen und -medien (Printprodukt, Hypertext, Multimedia, Internet, Datenbank), Beherrschen verschiedener Schreibstile (sach- und leserbezogenes Schreiben, kooperatives Schreiben, journalistisches, wissenschaftliches und technisches Schreiben), Arbeiten mit Textbausteinen, Kenntnisse in Typographie und Layout
- *Textüberarbeitung und -optimierung*: schnelles, sicheres Analysieren und Bewerten von Texten nach verschiedenen Kriterien, Entwickeln von Formulierungsalternativen, Anpassen von Texten an DIN- und ISO-Normen, Herstellen terminologischer Konsistenz, Aufstellen von Checklisten
- *Präsentieren und Verhandeln*: Vortragstechniken, Beherrschen von Präsentationstechniken und -mitteln, Beherrschen verschiedener Gesprächsstile (Verhandeln, Datenerheben, Interview), Einstellen auf Adressatengruppen
- *Übersetzen*: Übersetzen bzw. übersetzungsgerechtes Aufbereiten Technischer Dokumente, Anpassen der Terminologie, Möglichkeiten der maschinellen Übersetzung kennen und anwenden, Übersetzungen kontrollieren, die kulturellen und visuellen Gepflogenheiten der Zielkultur kennen und berücksichtigen

4 Linguistische Schwerpunkte

Aus den unter (3) genannten Aufgaben und Anforderungen ergeben sich folgende Schwerpunkte für die linguistische Ausbildung, die etwa einen Anteil von 40 % an der gesamten Ausbildung einnimmt:

- sprachwissenschaftliche Grundkenntnisse (Beherrschen orthographischer, grammatischer und stilistischer Regeln)
- linguistische Pragmatik (Kenntnis der Sprechhandlungstheorie, Handlungen des Beschreibens, Instruierens und Warnens, Kommunikationsprinzipien, Adressierung)
- Fachsprachenlinguistik (Fachwortschatz, Terminologien, Experten-Laien-Kommunikation)
- Übersetzen (Fachübersetzen, interkulturelle Kommunikation)
- Textlinguistik (Textsorten und -strukturen, Texterzeugungsverfahren, Strukturierungs-, Sequenzierungs-, Formulierungs- und Überarbeitungsstrategien, Textverarbeitung, Textanalyse, Text-Bild-Relationen, Vor- und Nachteile sprachlicher und bildlicher Darstellung, Interaktion von Text und Bild, Kommunikation in Unternehmen)
- Textverständlichkeitsforschung (Ansätze zur Bestimmung von Textverständlichkeit, Popularisieren, Strategien der Textoptimierung und des Umschreibens für andere Zielgruppen)
- Sprecherziehung: rhetorisches Wissen und Können, Präsentations-, Moderations- und Verhandlungstechniken, Gesprächsstile
- sprachbezogene Methoden (Interview- und Fragebogentechnik, Beobachtungsmethoden, statistische Methoden).

5 Weitere für die Tätigkeit erforderliche Qualifikationen

Für das beschriebene Berufsfeld sind neben einer fundierten sprachlich-kommunikativen Fachausbildung eine Reihe anderer Qualifikationen und Kompetenzen erforderlich:
- ingenieurwissenschaftlich-technisches Grundwissen
- psychologische, soziologische sowie pädagogische Kenntnisse und Fähigkeiten
- betriebswirtschaftliche Grundkenntnisse zum Planen und Leiten von Projekten
- Kenntnis eines immer umfangreicheren Regelwerkes von Gesetzen und Normen
- Fremdsprachenkenntnisse
- Beherrschen elektronischer Informations- und Kommunikationstechnologien.

Einstieg in das Berufsfeld

Ein erfolgreicher Berufseinstieg setzt eine rudimentäre Kenntnis der Praxis voraus. Absolventen wird empfohlen, bereits während des Studiums Erfahrungen in ihrem künftigen Tätigkeitsbereich zu sammeln. Praktika, Jobs oder die Anfertigung der Abschlussarbeit in einem Unternehmen vermitteln erste Einsichten in Unternehmenskulturen und spezifische Anforderungen. Einschlägige Vollstudiengänge verlangen in der Regel mehrere zwei- bis dreimonatige Praktika in der Industrie oder so genannte Praxissemester. Hilfreich sind auch Studienaufenthalte im Ausland.

6 Veranschaulichung

Technische Redakteure haben unter anderem die Aufgabe, bereits vorhandene Dokumentationen zu optimieren. Im Folgenden soll dies an einem einfachen Beispiel veranschaulicht werden. In den unten abgedruckten Texten werden die Handlungsschritte für die neue Version hierarchisch organisiert und überflüssige Informationen weggelassen. Der Handlungsablauf kann dadurch schneller verstanden und nachvollzogen werden. Im Normalfall würde die neue Version durch eine Abbildung ergänzt werden, die die Anordnung und Position einzelner Elemente veranschaulicht.

Alte Version	Neue Version
Das Wechseln des Filters	Filterwechsel
1. Lösen der 4 Flügelschrauben, die das Filtergehäuse zusammenhalten.	1. Sicherheitshandschuhe überziehen.
2. Entfernen der rechteckigen Platte auf der Oberseite des Filtergehäuses.	2. Flügelschrauben lösen. 3. Rechteckige Platte abheben.
3. Entfernen des Behälters mit den 5 eingebauten Filterelementen.	4. Filterelemente entnehmen. 5. Abwechselnd neues Filterelement und O-Ring einlegen. Nach dem 5. Element folgt ein O-Ring.
4. Entfernen der alten Filterelemente. Tragen Sie Sicherheitshandschuhe beim Entnehmen der alten Filter.	
5. Beim Einlegen neuer Filterelemente versichern Sie sich, daß zwischen jeweils 2 Elementen und auf der Seite des Elements, das zur Gaseinlaßseite zeigt, ein O-Ring eingelegt ist.	

(nach Kösler 1992, 132)

7 Literatur und weitere Hinweise

Bock, G. (Hrsg.) (1993): Weiterbildung zum Technikautor. 1. Internationales Symposium zur Technikdokumentation, Berlin und Gotha 1992. Frankfurt/Main u.a.: Lang.

Göpferich, S. (1998): Interkulturelles Technical Writing. Fachliches adressatengerecht vermitteln – ein Lehr- und Arbeitsbuch. Tübingen: Narr.

Hoffmann, W. & *Hölscher*, B. G. (1994): Erfolgreich beschreiben – Praxis des Technischen Redakteurs. München u.a.: Publicis MCD.

Hoft, N. L. (1995): International technical communication – How to export information about high technology. Creating a Management Strategy, Performing and International User Analysis, Writing for Translation, Designing Online Documentation. New York NY: Wiley & Sons.

Kerst, Ch. (Hrsg.) (1996): Technische Dokumentation als produktbezogene Dienstleistung. Stuttgart: Akademie für Technikfolgenabschätzung in Baden-Württemberg.

Kösler, B. (1992): Gebrauchsanleitungen richtig und sicher gestalten. 2. Auflage, Wiesbaden: Forkel.

Krings, H.-P. (Hrsg.) (1996): Wissenschaftliche Grundlagen der Technischen Kommunikation. Tübingen: Narr.

tekom nachrichten 5, 1997.

tekom (Hrsg.) (1989): Berufsbild Technischer Redakteur. Stuttgart: tekom.

tekom (Hrsg.) (1994): Rahmencurriculum. Zur Aus- und Weiterbildung Technischer Redakteure. Stuttgart: tekom.

tekom (Hrsg.) (1997): Studienführer – Technische Kommunikation und Dokumentation. Studiengänge und Studienangebote an Hochschulen in Deutschland, Österreich und der Schweiz. Stuttgart: tekom.

Verbände

Website mit Angaben zum Berufsbild, Ausbildungsangeboten, Fachliteratur, Veranstaltungskalender, Stellenmarkt und vielen nützlichen Links

tekom – Gesellschaft für technische Kommunikation e. V.
Eberhardstr. 69-71, 70173 Stuttgart
Tel.: 0711/65704-0 Internet: www.tekom.de
Fax: 0711/65704-99

5 Computer / Software / Neue Medien

Hermann Cölfen / Bernd Rüschoff / Ulrich Schmitz

1 Beschreibung des Tätigkeitsfeldes

LinguistInnen können in Bereichen arbeiten, in denen sie mit Computern und Software oder, allgemein formuliert, mit Neuen Medien zu tun haben. Hier beschäftigen sie sich *mit* elektronischen Werkzeugen, *deren Entwicklung* und schließlich auch *Anwendungen*, die solche Werkzeuge voraussetzen. Dies gilt zum einen für die allgemeine und theoretische Linguistik, beispielsweise in der Computerlinguistik, Grundlagenforschung und bei der Entwicklung von Systemen zur Spracherkennung und synthetischen Sprachproduktion oder für das *Natural Language Processing* (NLP) allgemein. Zum anderen geht es dabei um die Angewandte Linguistik und Linguistische Pragmatik, so z.B. bei der Gestaltung elektronischer Texte und multimedialer Informations- und Lernsysteme.

Eine klare Trennung innerhalb dieser Tätigkeitsfelder ist weder möglich noch sinnvoll, weil die Grenzen – sowohl hinsichtlich der Tätigkeit als auch hinsichtlich der Gegenstände und Produkte – fließend verlaufen. Wer also zum Beispiel als LinguistIn an Software-Entwicklung mitarbeitet, hat es zugleich auch mit Computern, z.B. bei der Gestaltung des Interface (allgemein: Schnittstelle; hier: Benutzeroberfläche von Software), und Neuen Medien (z.B. bei der Präsentation der Anwendungen) zu tun. Wer mit Unterstützung neuer Technologien im Unterricht arbeitet, wird zum Teil auch mit deren Konfiguration, Bewertung oder gar Weiterentwicklung befasst sein.

So wie sich das Arbeitsfeld nicht eng begrenzen lässt, so wenig lassen sich die Anforderungen einschränken. In dieser Überschreitung herkömmlicher Tätigkeitsfelder liegt ohne Zweifel ein besonderer Reiz dieser Berufe, die sich zum Teil erst noch etablieren. Konkrete Berufsbezeichnungen – mit Ausnahme von LehrerIn und ComputerlinguistIn – bilden sich zurzeit erst noch heraus (z.B. Web-DesignerIn). Anstelle solcher Bezeichnungen nennen wir weiter unten sieben Arbeitsschwerpunkte.

LinguistInnen können in Firmen/Unternehmen, öffentlichen Verwaltungen und Einrichtungen, Schule/Universität oder selbstständig tätig sein. Möglich sind drei Beschäftigungsformen: Entweder sie sind freiberuflich für unterschiedliche Auftraggeber tätig oder sie arbeiten als Angestellte oder als Beamte. Selbstständige Tätigkeiten überwiegen in der Lehre außerhalb von Schule und Hochschule, bei der Hypertext- und Hypermedia-Produktion und bei der Software-Entwicklung.

In einem ersten Überblick lassen sich die folgenden Arbeitsschwerpunkte unterscheiden:

a) die Vermittlung von grundständigen Fertigkeiten im Umgang mit dem Computer für Geistes- bzw. Kulturwissenschaftler

b) die Softwareentwicklung (mit Programmierung (mit Schwerpunkt CL) oder Autorensystemen und HTML) und die Entwicklung von Mensch-/Maschine-Schnittstellen (Interface-Design)

c) die Planung, Entwicklung und Realisierung von Hypertexten und Hypermedia (vor allem im WWW)

d) das Design und die Entwicklung von Lehr- und Lernsystemen, insbesondere für eine Nutzung in der Sprachausbildung und im Kommunikationstraining

e) die Softwarevermittlung in Lehre (Schule und Universität) oder Fortbildung (z.B. VHS oder betriebliche Fortbildung)

f) die Gestaltung der Kommunikation mit neuen Technologien, ebenfalls in Lehre (Schule und Universität) oder Fortbildungseinrichtungen

g) Lehren und Lernen mit neuen Technologien (als Lehrer in Schule, Universität und Fortbildungseinrichtungen)

h) Arbeit im Bereich der Terminologie-Sicherung – bei der Entwicklung und Kontrolle konsistenter Bezeichnungen für Produkte, Arbeitsabläufe, Bedienungsanleitungen und der Darstellung von Institutionen nach innen und außen.

Alle Arbeitsschwerpunkte und Tätigkeitsfelder können auf der Grundlage eines Sprachenstudiums und/oder sprachwissenschaftlichen Studienschwerpunkts angestrebt werden. Neben den traditionellen Studiengängen, beispielsweise in der Germanistik oder einer Fremdsprache (z.B. Anglistik oder Romanistik) mit den möglichen Abschlüssen Staatsexamen (Lehramt) und Magister, sind auch Studiengänge mit dem Schwerpunkt Kommunikationswissenschaft oder Medienpädagogik in Verbindung mit einem linguistischen Studienfach möglich. Oft werden auch aufbauend auf ein Studium Zusatzausbildungen absolviert, etwa im Bereich Multimedia-Design oder Lernsystementwicklung. In Zukunft ist damit zu rechnen, dass im Zuge der Flexibilisierung und Internationalisierung der Studiengänge Abschlüsse zum Bachelor oder Master (Magister) mit speziell auf einzelne oder mehrere der o.a. Arbeitsschwerpunkte ausgerichteten und stark praxisorientierten Lehrinhalten angeboten werden.

2 Einschätzung der Berufschancen

Gerade zu Arbeitsfeldern im Zusammenhang mit Computern und Neuen Medien sind Prognosen über Berufsaussichten gegenwärtig allgemein überaus optimistisch. Ausschließlich linguistische Qualifikationen werden bislang jedoch selten nachgefragt; stattdessen besteht eher Bedarf an einer Kombination von linguistischen, technischen und didaktischen oder gestalterischen Fähigkeiten. Mit der Qualität und Quantität solcher Zusatzqualifikationen steigen dann auch die Berufschancen und möglichen Arbeitsgebiete.

Die Zahl der Selbstständigen in den unter (1) genannten Arbeitsfeldern (außerhalb der Bildungseinrichtungen) überwiegt die der Angestellten, und eine weitere Steigerung darf erwartet werden. (Vgl. hierzu auch das Interview in Abschnitt 6.) Vor allem für die unter (1 a-c) genannten Tätigkeiten bietet sich überwiegend eine selbstständige bzw. freiberufliche Tätigkeit an. Im Internet findet man mittlerweile eine Reihe von Angeboten kleiner Firmen oder freiberuflich tätiger Einzelpersonen, die nach Abschluss eines sprachwissenschaftlichen Studiums – beispielsweise im Bereich Web-Design – erfolgreich tätig sind. LinguistInnen, die diesen Weg gegangen sind, haben in der Regel bereits in ihrem Studium erste Erfahrungen im Bereich Multimedia gesammelt, dann aber nach Studienabschluss entsprechende Zusatzausbildungen absolviert. Ein entsprechendes Beispiel haben wir in Abschnitt 6 des vorliegenden Kapitels zur Veranschaulichung angeführt (vgl. www.goetz-webdesign.de).

Verlässliche Zahlen über die zurzeit beschäftigten Personen in den genannten Bereichen lassen sich gegenwärtig nicht nennen. Das hat drei Gründe:

1. Die Berufsbilder im Bereich der Neuen Medien entwickeln und verändern sich zurzeit noch stark.
2. Die meisten der mittlerweile etablierten Berufe (wie zum Beispiel ComputerlinguistIn) sind noch zu jung, um in aussagefähigen Einstellungs- oder Beschäftigungsstatistiken vorzukommen.
3. Für viele Berufe im Bereich der Neuen Medien gilt, dass sie sich nicht anhand einer klaren bzw. abgrenzbaren Berufsbezeichnung differen-

zieren lassen. Wer zum Beispiel als LinguistIn an der Produktion von Software mitarbeitet, kann sowohl unter der Berufsbezeichnung *LinguistIn* als auch als *Software-EntwicklerIn* eingestellt sein.

Insgesamt lässt sich aber für diesen Bereich eine tendenziell positive Entwicklung prognostizieren.

3 Sprachlich-kommunikative Aufgaben – Anforderungsprofil

LinguistInnen haben in erster Linie die Aufgabe, ihr theoretisches und praktisches Wissen über Sprache in die jeweiligen Tätigkeitsfelder einzubringen. Die Anforderungen unterscheiden sich jeweils durch die Arbeitsumgebung, das Medium und die Zusammenarbeit mit PartnerInnen und KollegInnen aus anderen Fächern bzw. Berufen. Zu den folgenden vier Aufgabenbereichen nennen wir die unterschiedlichen Anforderungen anhand einiger Anwendungsbeispiele:

a) *Text- und Hypertextanalyse bzw. -produktion*
Bei der Gestaltung und Konzeption effektiver und anspruchsvoll aufgebauter Hypertext-Anwendungen ist linguistisches Wissen aus der Text- und Hypertextlinguistik erforderlich, um eine optimale Verknüpfungsstruktur sicherzustellen, bei der sowohl Textverständlichkeit als auch eine praktikable Handhabung des Hypermediums gewährleistet sind.

b) *Hard- und Softwareproduktion*
Bei der Entwicklung von Hard- und Software arbeiten LinguistInnen an der Gestaltung von Interfaces, Bedienungselementen und Dokumentationen mit. Hierbei werden Kenntnisse aus der Semiotik, (Hyper-)Textlinguistik, nonverbalen Kommunikation und Textverständlichkeitsforschung benötigt. Zusätzlich sind Kenntnisse zu den jeweils verwendeten Hardwarekomponenten und deren technischen Möglichkeiten und Funktionsweisen notwendig. Kompetenzen in Bereichen wie Projektplanung und Drehbucherstellung[8] werden ebenfalls gefordert.

c) *Programmierung (vor allem CL)*
Bei der Programmierung von Anwendungen, zum Beispiel bei der maschinellen Übersetzung oder der natürlich-sprachlichen Texterkennung, sind unter anderem phonetische und grammatische Kenntnisse

---

8 Der Begriff ‚Drehbuch' dient als Metapher beim Autorensystem *Director* der Firma *Macromedia*.

erforderlich. Vor allem ComputerlinguistInnen arbeiten in diesem Bereich, in dem über die genannten Kenntnisse hinaus auch Programmiersprachen beherrscht werden oder (weiter)entwickelt werden müssen. Zusätzlich sind für die Programmierung und Entwicklung im Bereich Web-Design Fertigkeiten im Umgang mit Grafiksoftware, Autorenprogrammen, Software für die Video- und Audioproduktion sowie im Bereich 3D und Animation notwendig.

d) *Didaktische Kompetenzen*

Im Bereich der Lehre werden Kenntnisse aus der Fachdidaktik benötigt, insbesondere der Fremdsprachendidaktik. Bei der Entwicklung von Lernsoftware sind Kenntnisse traditioneller und moderner Lernkonzepte erforderlich.

Neben allgemeinen Grundkenntnissen in der Didaktik des Sprachenlehrens werden Einblicke in instruktivistische und konstruktivistische Lerntheorien gefordert. Mediendidaktik und Medienpädagogik allgemein, aber auch Aspekte der Mediennutzung speziell im Sprachunterricht gehören zusätzlich zum Anforderungsprofil. Da mit technologiegestützten Materialien im Sprach- und Kommunikationstraining sehr oft auch Selbstlernangebote realisiert werden, müssen sich LinguistInnen im Bereich der angewandt-linguistischen und didaktischen Lehrinhalte auch mit Konzepten zur Förderung von Lernstrategien und Lernerautonomie beschäftigen. Gleiches gilt für psycholinguistische und lernpsychologische Fragestellungen.

4 Linguistische Schwerpunkte

Die zurzeit an den meisten deutschen Hochschulen zugrunde liegenden Curricula tragen den Anforderungen durch neue Technologien bislang kaum Rechnung. Studentinnen und Studenten der Linguistik müssen deshalb durch eine gezielte Auswahl von Veranstaltungen – vor allem während des Hauptstudiums – sicherstellen, dass die weiter unten aufgeführten linguistischen Schwerpunkte dem eigenen Interesse entsprechend mehr oder minder intensiv vertreten sind. Von einem ausschließlich technik- oder computerorientierten Studienplan ist aber abzuraten, denn gerade in der Verbindung von ‚traditionellen' und neuen Studieninhalten liegt die Chance, Wissen und Kenntnisse zu erwerben, die entwicklungsfähig und nachgefragt sind. Die folgende Empfehlung von Schwerpunkten orientiert sich an dieser Vorstellung.

- Theorie der Kommunikation, Grundlagen der Kommunikationswissenschaften
- Semiotik
- Grundlagen der Linguistik (besonders Grammatik, Semantik, Pragmatik)
- Grundlagen der Computerlinguistik (einschließlich Programmierpraxis)
- Grundlagen der (Fremdsprachen-)Didaktik
- Grundlagen der Psycholinguistik und Lernpsychologie
- Modelle des Lehrens und Lernens
- Grundlagen der Mediendidaktik, Medienpädagogik
- Phonetik, Phonologie
- Textlinguistik, Hypertextlinguistik
- Textdesign und (Hyper-)Text Engineering
- Lernsystem-Engineering
- Medienevaluation, Lernsystemanalyse
- Text-Bild-Analyse
- Informationsrecherche (vor allem im Internet).

5 Weitere für die Tätigkeit erforderliche Qualifikationen

Wegen der Vielfalt möglicher Tätigkeitsbereiche sind neben sprachwissenschaftlichen Kenntnissen weitere Qualifikationen erforderlich, die den traditionellen Rahmen geisteswissenschaftlicher Betätigung mitunter weit verlassen. Vor allem die unter Geisteswissenschaftlern manchmal bestehende Abneigung dagegen, sich mit technischen Gegenständen oder Prozeduren zu befassen, erschwert den Zugang zu diesem Arbeitsbereich. Hier soll nicht einer unkritischen Technikbegeisterung das Wort geredet werden – im Gegenteil: Gerade das kritische Potential geisteswissenschaftlicher Reflexion eröffnet die Möglichkeit, gegenwärtige und zukünftige Entwicklungen in diesem Bereich zu kritisieren, aktiv mitzugestalten und Fehlentwicklungen vielleicht auch zu vermeiden.

Aber gerade der kritische Blick muss durch begriffliche, technische und strukturelle Kenntnisse geschärft werden, und dazu gehört auch die Ausbildung von Fähigkeiten, die im Kanon geisteswissenschaftlicher Forschung und Lehre bislang nicht oder nur am Rande vertreten sind. Zu den wichtigsten gehören:

- allgemeine technische Fähigkeiten (im Umgang mit Geräten und Hardware):
Gerade die Technik der so genannten Neuen Medien ist überwiegend kompliziert, störungsanfällig und bedienungsunfreundlich. Wer mit dieser Technik arbeitet, muss sich auf eine Vielzahl unsystematisch auftretender Probleme einstellen. Zum Umgang mit Geräten und ihrer Peripherie (z.b. Zubehör und Vernetzung) gehört auch die Fähigkeit zur Improvisation. Die Versprechungen von Produktbeschreibungen halten selten der Wirklichkeit stand, und man muss sich darauf einstellen, meist tiefer in das Verständnis der Apparate und ihrer Bedienung eindringen zu müssen als erwartet;
- die Fähigkeit, Probleme zu lösen, die bei der Arbeit mit Neuen Medien auftreten:
Wenn auch alle Welt von Neuen Medien spricht, so haben doch die meisten Menschen Schwierigkeiten mit ihrer Anwendung. Hier eröffnet sich Experten mit geisteswissenschaftlicher Ausbildung die große Aufgabe, zwischen mitunter sperriger Technik und deren BenutzerInnen zu vermitteln. Um das zu leisten, ist die souveräne Beherrschung der Apparate und Anwendungen ebenso wichtig wie die Fähigkeit, sich in die Situation von Laien zu versetzen;
- didaktisch-methodische Fähigkeiten;
- kaufmännische Grundkenntnisse (bei Selbstständigkeit);
- allgemeine kommunikative Fähigkeiten (u.a. im Umgang mit Auftraggebern);
- ggf. Kenntnisse in der Autorenprogrammierung und/oder in HTML und Java:
Im Bereich der (Lern-)Software wird häufig arbeitsteilig produziert. Dabei kommt vor allem für Nicht-ProgrammiererInnen den so genannten Autorensystemen (z.B. *Director* oder *Authorware* von der Firma Macromedia) besondere Bedeutung zu. Mit Hilfe solcher Anwendungen ist es möglich, auch ohne oder mit nur geringen Programmierkenntnisse(n) im Team modulare Skizzen der Software zu entwerfen, die am Ende von Programmierern zu einer komplexen Anwendung zusammengestellt werden. Durch die zunehmende Verbreitung von HTML (Hypertext Markup Language) werden Kenntnisse in der HTML-Programmierung entsprechend wichtiger. Mittlerweile steht aber eine Auswahl an leistungsfähigen Editoren zur Verfügung, so dass der Zugang zur Webseiten-Erstellung komfortabler geworden ist;

- souveräner, stilsicherer Umgang mit der deutschen Sprache in Wort und Schrift;
- Fremdsprachenkenntnisse (vor allem Englisch in Wort und Schrift).

6 Veranschaulichung

Aus der Vielfalt der möglichen Beispiele können wir hier nur einige wenige auswählen, durch deren Darstellung zumindest ein kleiner Einblick in die Praxis ermöglicht werden soll. Wir möchten ausdrücklich dazu ermutigen, die angegebenen Quellen im WWW aufzusuchen und sich von dort aus weitere Informationen zu beschaffen.

Beispiel 1: Interview

Das folgende Interview wurde im Januar 2000 mit *Dr. Nils Lenke* geführt, der seit 1995 bei der Firma Philips in Aachen und seit 1998 dort als Leiter der Abteilung *Speech Processing* beschäftigt ist. Das Interview führte Hermann Cölfen.

HC: Womit beschäftigen Sie sich in Ihrer Abteilung für Speech Processing?

NL: Philips *Speech Processing* ist eine internationale Tochtergesellschaft der Firma Philips. Hier werden Spracherkennungsprodukte aller Art produziert. Hier leite ich die seit zwei Jahren bestehende Entwicklungsabteilung *Speech Processing* in der Aachener Dependance der Firma Philips, wo man sich überwiegend mit Telefon-Dialogsystemen beschäftigt, und zwar vorwiegend mit den so genannten *Language Resources* für Telefon-Dialog- und Auskunftssysteme. Hieran arbeiten zurzeit 18 fest angestellte Mitarbeiterinnen und Mitarbeiter und ca. 30 bis 40 Teilzeitkräfte, zumeist Studentinnen und Studenten. Zu den *Language Resources* rechnet man zum Beispiel Grammatiken, Aussprache-Wörterbücher und Sprachdatensammlungen für das Training akustischer Modelle. Neben Produktentwicklungen gibt es auch Kundenprojekte einzelner Auftraggeber, wie zum Beispiel Mobilfunkhersteller.

HC: Welche Berufsabschlüsse haben die Mitarbeiterinnen und Mitarbeiter?

NL: In der Abteilung *Speech Processing* arbeiten Linguisten, überwiegend aus dem Bereich der Angewandten Linguistik, und Computerlinguisten.

HC: Dann geht es, was die Linguistik betrifft, vor allem um den Anwendungsaspekt?

NL: Genau. Wir erstellen zum Beispiel aus einem Telefonbuch ein Häufigkeitswörterbuch, ermitteln die häufigsten Namen und extrahieren dann ein Aussprachewörterbuch.

HC: Welche Qualifikationen werden benötigt, um in Ihrer Abteilung mitzuarbeiten?

NL: Zunächst ist linguistisches Wissen wichtig, besser noch computerlinguistisches, denn wir haben zwei Gruppen von Mitarbeitern: einmal die, die programmieren können, zum anderen die, die nicht programmieren können; und das Aufgabenspektrum für die, die programmieren können, ist größer. Wenn man Computerlinguistik studiert, dann ist Informatik im Nebenfach wichtig, damit Programmieranteile im Studium sind. Bei den Programmiersprachen sind Kenntnisse in C++ wichtiger als zum Beispiel in PROLOG. Bei uns geht es ja um die gesprochene Sprache, und die funktioniert ganz anders als die Verarbeitung geschriebener Sprache, denn die ist ja meist von Computerlinguistik und Künstlicher Intelligenz geprägt. Wir arbeiten stattdessen überwiegend mit statistisch getriebenen Modellen. Im Moment kommt die Verarbeitung der gesprochenen Sprache in den linguistischen Studiengängen leider noch zu kurz. Bei der Auswahl der Studieninhalte sollte man sich deshalb auch mit Kommunikation und Dialogsystemen beschäftigen.

HC: Worauf achten Sie bei der Einstellung von Bewerberinnen und Bewerbern?

NL: Grundsätzlich gehen wir davon aus, dass Bewerber mit dem Studienschwerpunkt Linguistik eher geeignet sind als zum Beispiel mit dem Schwerpunkt Literaturwissenschaft. Allerdings spielen auch gute Abschlussnoten bei der Vorauswahl eine große Rolle, weshalb es empfehlenswert ist, auch die persönlichen Neigungen zu berücksichtigen oder sich zumindest nicht gegen die eigene Neigung nur an Markterfordernissen auszurichten.

HC: Welche Kenntnisse erwarten Sie über die Fachkenntnisse hinaus?

NL: Allgemeinbildung, kommunikations- und fremdsprachenbezogene Fähigkeiten. Wenn man einen Philologen einstellt, dann erwartet man, dass ein oder zwei Fremdsprachen relativ gut gesprochen werden. Unsere Arbeitssprache ist Englisch, obwohl wir hier untereinander meist Deutsch sprechen. Man sollte aber zum Beispiel eine Telefonkonferenz mit einem amerikanischen Kollegen und englischsprachige Korrespondenz mit Kollegen oder Kunden führen können.

Wichtig ist noch, dass man in der Lage ist, sich schnell neue Kenntnisse anzueignen, dass man bereit ist, sich in neue Themen einzuarbeiten, im Team arbeiten kann und dazu die entsprechende Flexibilität mitbringt.

HC: Wie sieht es bei den Aspekten ‚Lebensalter' und ‚formale Qualifikation' aus?

NL: Die meisten Mitarbeiter sind 25 bis 30 Jahre alt und haben einen Diplom- oder Magisterabschluss.

HC: Wie kann man sich die weitere berufliche Entwicklung vorstellen; wie sehen Sie Karrierechancen und Weiterbildung?

NL: Wir haben eine relativ flache Hierarchie, und der weitere berufliche Aufstieg hängt in erster Linie von der persönlichen Leistung ab. Es gibt regelmäßig Schulungen und Fördergespräche, in denen Karrieremöglichkeiten aufgezeigt werden.

HC: Wie sieht Ihr eigener Berufsweg aus?

NL: Ich habe zwei Abschlüsse: einen in Kommunikationsforschung als Magister und ein Diplom in Informatik, und ich habe dann in Computerlinguistik promoviert. Bei Philips habe ich als Software-Ingenieur angefangen, und als dann diese Abteilung eingerichtet wurde, war ich als Linguist der geeignete Kandidat. Ich habe zunächst als Software-Ingenieur gearbeitet, bin dann Gruppenleiter geworden und habe dann diese Abteilung aufgebaut. Dass wir hier Linguisten eingestellt haben, das habe ich dann schon stark mit beeinflusst. Ich habe festgestellt, dass ich früher immer gedacht habe, ich wäre nur für die Uni geeignet, aber ich habe sehr viel Spaß an meiner jetzigen Tätigkeit gewonnen, am Verhandeln mit Kunden zum Beispiel oder an Management-Aufgaben. Das war für mich die richtige Entscheidung, und ich habe mir nie überlegt, zurück in die Forschung zu gehen.

HC: Alles in allem habe ich den Eindruck, dass man noch eine Menge lernen muss, wenn man in Ihrer Abteilung zu arbeiten beginnt, und dass es nicht reicht, den Lernprozess mit dem an der Universität erworbenen Wissen abzuschließen.

NL: Das ist so, ja. Wenn man neu anfängt, gibt es zunächst eine Einarbeitung, aber man fängt direkt mit einer Aufgabe an und man muss sich dann damit auseinander setzen. Dann passiert das, was man ‚training on the job' nennt.

Beispiel 2: Der Weg in die Selbstständigkeit

Einen interessanten Einblick in die Möglichkeiten, sich auf der Grundlage eines Sprachenstudiums im Bereich Neue Medien weiterzuqualifizieren und dann den Weg in die Selbstständigkeit zu finden, zeigt die Webseite der Firma *bg Webdesign* von Barbara Goetz unter der Adresse www.goetz-webdesign.de. Diese Anglistin und Slawistin hat nach dem Magister-Studium eine Zusatzausbildung zur Multimedia-Entwicklerin absolviert, deren Inhalte sie auf der Webseite dokumentiert, und sich danach erfolgreich selbstständig gemacht.

Beispiel 3: Technologiegestütztes Lernen

Neue Technologien sind aus der Sprachausbildung und dem Kommunikationstraining nicht mehr wegzudenken. Neben der Nutzung von lehrwerkbegleitenden Lernmaterialien und Selbstlernangeboten auf CD-ROM gibt es mittlerweile eine Vielzahl von Werkzeugen, mit deren Hilfe authentische Materialien (aus dem Internet oder anderen elektronischen Publikationen) für den Unterricht aufbereitet werden können. Die Vielfalt der Angebote wird deutlich, wenn man die Webseiten der Schulbuchverlage und Multimedia-Anbieter besucht. Was den Bereich von Lernsoftware und Selbstlernmaterialien bzw. *Computer Assisted Language Learning* (CALL) insgesamt betrifft, findet man auf der Webseite der Essener Anglistik (www.uni-essen.de/anglistik) unter der Rubrik *Virtuelle Ressourcen* eine ständig aktualisierte Liste mit Webadressen zu diesem Thema. Zum Thema Fremdsprachenlernen und Didaktik wurde eine eigene Seite (*EFL-Didaktik*) angelegt, auf der Internet-basierte Ressourcen für das Sprachenlernen und wichtige Webseiten zur Fremdsprachendidaktik insgesamt zugänglich gemacht werden. Die Seite zum Thema *CALL* bietet Gleiches zur Nutzung neuer Technologien im Sprach- und Kommunikationstraining.

Eine weitere wichtige Adresse im Internet ist die *Zentrale für Unterrichtsmedien im Internet ZUM* (www.zum.de), über die auch sämtliche Bildungsserver in Deutschland und darüber hinaus zugänglich gemacht werden. Speziell zum technologiegestützten Sprachenlernen sind die Seiten der entsprechenden europäischen und nordamerikanischen Verbände von Interesse. EUROCALL (*European Association for Computer Assisted Language Learning*) bietet Software News & Reviews und weiteres Wissenswertes unter der Adresse www.hull.ac.uk/cti/eurocall.htm. CALICO (*Computer Assisted Language Instruction Consortium*) ist die entsprechende Organisation in den USA und kann unter der Adresse http://calico.org kontaktiert werden.

Beispiel 4: Lernsoftware

Das Projekt *Kuntermund und Löwenmaul* – multimediale interaktive Lernsoftware für die Linguistik an der Universität GH Essen: Hier haben Sie die Möglichkeit, Lernsoftware zu benutzen, die von LinguistInnen für StudentInnen entworfen wurde. Die Software wird stetig ausgebaut und – nicht zuletzt aufgrund der Kritik der Benutzer – verbessert. Erste ,Lernpäckchen' können unter der folgenden Web-Adresse getestet werden: www.linse.uni-essen.de/kuntermund_loewenmaul/k_l.htm

Beispiel 5: Arbeit an Korpora: Webseite zur Korpuslinguistik[9] des IDS

Auf der Webseite des Instituts für deutsche Sprache (IDS) können Sie sich zum einen über laufende Projekte innerhalb der Korpuslinguistik informieren, zum anderen können Sie auch selbst via WWW mit einzelnen Korpora arbeiten. Auf diese Weise bekommen Sie einen Einblick in Arbeitsweisen und Möglichkeiten der computergestützten Korpusanalyse.

www.ids-mannheim.de/prag/

7 Literatur und weitere Hinweise

Weitere Webseiten zur Korpuslinguistik

Wichtige Internet-Adressen mit Korpussammlungen (für die geschriebene und gesprochene Sprache) und Übersichten zu Korpustechniken sind im Anhang (Seite 139f.) aufgeführt.

Was die Nutzung korpuslinguistischer Verfahren und Werkzeuge für das Sprachenlernen betrifft, so bietet die Webseite zum data-driven learning von Tim Johns eine Vielzahl von Einblicken:

- http://web.bham.ac.uk/johnstf/timconc.htm

---

9 Unter *Korpus* versteht man innerhalb der Linguistik eine Sammlung sprachlicher Daten (zum Beispiel transkribierte (verschriftlichte) Tonbandaufzeichungen gesprochener Sprache), die als Grundlage für eine sprachwissenschaftliche Analyse dienen.

Internet-Adressen zur Computerlinguistik:

Als ein deutschsprachiger Einstieg in die Computerlinguistik eignet sich vorzüglich:
• www.ims.uni-stuttgart.de
Interaktive Online-Demonstrationen computerlinguistischer Systeme findet man unter:
• www.ifi.unizh.ch/CL/InteractiveTools.html

Literatur:

Allen, J.: Natural Language Understanding. 2. Aufl. 1995. Redwood City u.a.: Benjamin/Cummings

Computational Linguistics (Internationale Zeitschrift für Computerlinguistik)

Sprache und Datenverarbeitung (Deutschsprachige Zeitschrift für Computerlinguistik)

6 Klinische Linguistik

Martina Hielscher / Gert Rickheit

Der Beruf der Klinischen Linguistin / des Klinischen Linguisten ist ein noch sehr junges Berufsbild, das sich erst neben einer Reihe ähnlicher älterer Berufsgruppen etablieren muss. Da sich sein Profil noch weiterentwickelt, haben die hier gegebenen Definitionen und Beschreibungen vorläufigen Charakter. Selbst die Berufsbezeichnung ist bis heute nicht einheitlich. Abhängig vom jeweils absolvierten Studiengang oder Postgraduiertenprogramm verwendet man heute die Bezeichnungen *Patholinguist, Neurolinguist* oder *Klinischer Linguist* in der Praxis häufig synonym, wenn auch die jeweiligen Ausbildungsschwerpunkte etwas unterschiedlich gelagert sind.

Der folgende Beitrag verfolgt daher zwei Ziele: Einerseits soll das heute übliche Tätigkeitsfeld Klinischer Linguisten in der Praxis skizziert werden; andererseits ist ein knapper Einblick in das leider noch unübersichtliche Studien- und Ausbildungsangebot sowie das daraus resultierende Berufsspektrum zu geben, um das Arbeitsfeld und die potentiellen Entwicklungen zu charakterisieren.

Die Situation wird von Studienanfängern und interessierten Schülern vermutlich als sehr komplex und verwirrend empfunden werden. Da eine korrekte Darstellung des Tätigkeitsbereiches gerade in Abgrenzung von anderen Berufsgruppen in diesem Feld eine gewisse Tiefe in der Behandlung der Themen erfordert, haben wir den Abschnitt recht ausführlich gehalten. Es ist für ein erstes Verstehen sicher nicht notwendig, alle Details aufzunehmen. Orientieren Sie sich an den Hervorhebungen und Zusammenfassungen, so hoffen wir, Ihnen die wichtigsten Informationen übersichtlich genug darzustellen. Das Kapitel endet mit einer Veranschaulichung typischer sprachlicher Störungsmuster bei einem bestimmten Krankheitsbild (Aphasie).

1 Beschreibung des Tätigkeitsfeldes

Die behandelten Störungsbereiche

Klinische Linguisten beschäftigen sich theoretisch und praktisch mit Störungen der menschlichen Sprache, des Sprechens und der Kommunikation. Dabei stehen die genauen linguistischen *Beschreibungen* der Störungsmuster und die psycho- bzw. neurolinguistischen *Erklärung*en der gestörten Verarbeitungsprozesse im Vordergrund. Es geht darum, die gestörten Prozesse zu ermitteln, um spezifische Therapieansätze für die Patienten ableiten zu können. Der Fokus liegt also weniger auf dem allgemeinen medizinischen Krankheitsbild, das von Ärzten und Logopäden betont wird, oder auf pädagogischen Aspekten, wie beispielsweise den Auswirkungen der Störung auf die soziale Integration und den Möglichkeiten einer pädagogischen Förderung. Aber aus dem allgemeinen medizinischen Krankheitsbild und den sich aus der Sprachstörung ergebenden sozialen Auswirkungen (Verlust der Integration in Beruf, Freundeskreis und Familie) werden ergänzende Hinweise für die Zielsetzung der Therapiemaßnahmen gewonnen.

Störungen der Sprache, der Schriftsprache, des Sprechens und der Stimme, in neuerer Zeit auch des Schluckens, bilden die inhaltlichen Bereiche, mit denen sich Klinische Linguisten wie auch andere sprachtherapeutische Berufe (vgl. Tätigkeitsprofil der LogopädInnen, in *Forum Logopädie, 1/2000*, S. 27f.) befassen. Zu unterscheiden sind weiterhin:

a) Störungen im Rahmen des Spracherwerbs, wobei es sich um qualitative Abweichungen oder um Verzögerungen der Entwicklung von Sprache und Sprechen handeln kann, von

b) erworbenen Störungen, die durch ein akutes Ereignis, z.B. einen Unfall, oder durch eine fortschreitende Erkrankung den Verlust sprachlicher Fähigkeiten bewirken, die vor der Erkrankung/dem Ereignis beherrscht wurden.

Es gibt eine Vielzahl von Krankheiten, die mit Störungen der Sprache und des Sprechens einhergehen (vgl. für einen Überblick Böhme, 1997, 1998), so z.B. eine Reihe bekannter neurologischer Erkrankungen, die eine Störung des Sprechens, d.h. der Planung, Koordination und Ausführung von Sprechbewegungen, verursachen (*Dysarthrie*, z.B. bei Morbus Parkinson oder Multipler Sklerose) oder zu einer Störung des zentralen

Sprachsystems führen[10] (*Aphasie,* z.B. nach Schlaganfall, Tumor oder Schädel-Hirn-Trauma). Zu betrachten sind außerdem Erkrankungen des Hals-Nasen-Ohren-Bereiches, die spezifische Störungen der Artikulation, der Stimmgebung oder der Hörfunktionen beinhalten.

Traditionell waren Klinische Linguisten vor allem mit der Diagnostik und Therapie *neurogener,* d.h. im Gehirn und zentralen Nervensystem verursachter Sprachstörungen, speziell der *Aphasien* befasst. Dieser komplexe Störungsbereich erfordert vor allen anderen für die angemessene Diagnostik und Therapieplanung fundiertes theoretisches und methodisches Wissen, das in der Ausbildung an Logopädieschulen gewöhnlich nur sehr kurz behandelt werden kann.

Neben den Aphasien existiert eine Vielzahl von Sprach-, Sprech-, Stimm- und Hörstörungen, die auf Erkrankungen des Gehirns und des zentralen Nervensystems zurückgehen. Klinische Linguisten diagnostizieren und behandeln heute im Rahmen von Akutneurologie und in Rehabilitationskliniken Patienten mit allen Formen neurogener Sprach-, Sprech-, Stimm- und auch Schluckstörungen. Auch in geriatrischen Kliniken liegt vermutlich ein noch expandierendes Arbeitsfeld für Sprach- und Kommunikationstherapie sowie für beratende Maßnahmen, zumal die Anzahl dementer Patienten wegen der wachsenden Lebenserwartung weiter steigt.

Je nach ihrer Spezialisierung im Studium arbeiten Klinische Linguisten auch im Bereich der Frühförderung und Sprachtherapie bei *Sprachentwicklungsstörungen und kindlichen Sprach- und Sprechstörungen.* Hier sind die Einrichtungen für Frühförderung, die Sprachheilkindergärten und Kinder-Rehabilitationszentren als Hauptarbeitgeber zu nennen.

Schließlich sind einige Klinische Linguisten auch befasst mit Möglichkeiten der Diagnostik (und Therapie) *peripherer Sprech-* und *Stimmstörungen,* z.B. nach Operationen im Bereich des Kehlkopfes und der Stimmlippen (Laryngektomie, Teilresektionen), oder *Hörstörungen* und arbeiten in Kliniken zusammen mit HNO-Ärzten und Phoniatern.

---

10 Allerdings sind die jeweiligen *funktionellen Ursachen* speziell der zentralen Störungen des Sprachsystems nicht endgültig erforscht. Wenn auch für immer mehr sprachliche Syndrome (z.B. Redeunflüssigkeiten / „Stottern", Lese-Rechtschreib-Schwäche / LRS) heute schon neurologische Korrelate oder andere beeinflussende Faktoren gefunden wurden, so lassen die empirischen Daten doch noch viel Raum für psycholinguistische und neurolinguistische Interpretationen hinsichtlich der jeweiligen Verursachungsmechanismen und verlangen Prozessmodelle zur Einordnung der Befunde.

Die Aufgabenbereiche des Klinischen Linguisten

Als spezielle Aufgabenbereiche des akademisch ausgebildeten Sprachthe-rapeuten haben sich die im Folgenden beschriebenen Tätigkeitsfelder herauskristallisiert: Diagnostik und Evaluation, Behandlung, Beratung, Qualitätsmanagement, Aus- und Fortbildung, Forschung und Metho-denentwicklung. Die Bereiche sind z.t. angelehnt an die vom CPLOL[11] definierten Tätigkeitsbereiche, allerdings sind die Schwerpunkte etwas anders gesetzt.

Eine Zusammenarbeit mit anderen Berufsgruppen ist in der klinischen Praxis in allen aufgezählten Arbeitsbereichen notwendig. Es handelt sich unter anderem um die Zusammenarbeit mit:

• Ärzten (Neurologen und Psychiatern, Phoniatern, HNO-Ärzten, Päd-audiologen, Pädiatern)
• Psychologen (Neuropsychologen, Klinischen Psychologen, Entwick-lungspsychologen)
• Pädagogen
• Ergotherapeuten, Physiotherapeuten u.a.
• Pflegern und Erziehern.

Rechtlich gesehen ist die Diagnostik, Therapieplanung und Therapie bis-lang wie in der Logopädie Bestandteil einer ärztlichen Intervention. Mit der Einführung des *akademischen Sprachtherapeuten* (z.B. Klinischen Linguisten) würde durch eine Anhebung vom *Heilhilfsberuf* zu einem *Heilberuf* das eigenverantwortliche Arbeiten der zugelassenen akademi-schen Sprachtherapeuten in einem gleichberechtigten interdisziplinären Team ermöglicht bzw. rechtlich gestützt, wo es ohnehin schon praktiziert wird.

a) Diagnostik und Evaluation

Diagnostische Verfahren in der Sprachpathologie umfassen (1) die exakte linguistische Analyse spontaner Sprachäußerungen und eine auditive Beurteilung, (2) die Anwendung von standardisierten Testverfahren und heuristisch zusammengestellten Aufgabensammlungen (Screenings), (3) den Einsatz apparativer Analysen und computergestützter Verfahren. *(1)* Die Auswertung der *Spontansprache* folgt Hypothesen über die Störungsursache. Auszüge gesprochener Sprache werden untersucht und

---

11 CPLOL steht für den europäischen Zusammenschluß der Logopäden- und Sprachtherapeutenverbände *Comité Permanent de Liaison des Orthophoni-stes-Logopedes de la C.E.F.* Die im Berufsbild definierten Aufgabenbereiche umfassen: Prävention, Diagnostik und Evaluation, Behandlung und Beratung.

es werden die Abweichungen von den Mustern und Regeln sprachgesunder Personen (z.b. in der Lautstruktur, der grammatischen und semantischen Form sowie ihrer kommunikativen Funktion) bestimmt. Eine alltägliche und dennoch besonders schwierige Diagnostik stellt die exakte auditive Beurteilung von Sprech- und Stimmstörungen dar. Sie erfordert in der Regel viel Übung und eine intensive Schulung des Gehörs. Verfahren der Transkription (d.h. Verschriftlichung) fehlerhaften, schlecht verständlichen Sprechens und gestörter Sprache liefern dann die Grundlage zur Beschreibung und weiteren Analyse der Fehler.

(2) Während die Verfahren unter (1) oft subjektiv bleiben, gehört zu einer objektiveren Diagnostik sprachlicher Störungen die Anwendung standardisierter *Tests*, die die Krankheitsbilder klassifizieren, den Schweregrad der Erkrankung erfassen, die jeweiligen Störungsschwerpunkte bestimmen und damit eine angemessene Therapieplanung ermöglichen. Allerdings existieren nicht für alle Störungsbereiche solche Testverfahren, die an großen Patientengruppen normiert und überprüft worden sind. So ist der Therapeut in der Praxis häufig dazu gezwungen, in der Forschung verwendete Screenings ergänzend einzusetzen oder eigene Aufgabensammlungen zusammenzustellen, um bestimmte Leistungsbereiche der Patienten linguistisch fundiert zu erfassen. Akademisch ausgebildete Sprachtherapeuten sind speziell für die Entwicklung solcher Verfahren ausgebildet und leisten hier einen wichtigen Beitrag zur Verbesserung der diagnostischen Möglichkeiten.

(3) Des Weiteren werden immer mehr bildgebende, gewöhnlich *computergestützte Verfahren* zur Analyse phonetischer und artikulatorischer Merkmale in der Diagnostik verwendet, die speziell von Linguisten eingesetzt und interpretiert werden. Es handelt sich um Verfahren der akustischen Phonetik und um Darstellungen stimmlicher Qualitäten und artikulatorischer Bewegungen, z.B. durch Stimmfeldmessung, laryngografische Ableitungen (siehe u. Abbildung 1) oder Artikulographie. Diese Messungen werden gewöhnlich durch Phoniater oder akademische Sprachtherapeuten betreut und ausgewertet.

Die Palette der Verfahren ist groß und dennoch ständig zu adaptieren und zu erweitern. Anhand der heute existierenden Verfahren kann jedoch schon eine gute Einschätzung der Störungskomponenten und des Schweregrades vorgenommen werden. Die Interpretation der Befunde und ihrer Bedeutung für die Therapieplanung ist jedoch in jedem Einzelfall ein Puzzle einzelner Symptome, die zu einem Ganzen zusammengesetzt werden müssen. Aus ökonomischen Gründen muss die Diagnostik trotzdem in vertretbarer Zeit möglich sein, so dass handhabbare Screenings und Untersuchungsverfahren zu entwickeln sind.

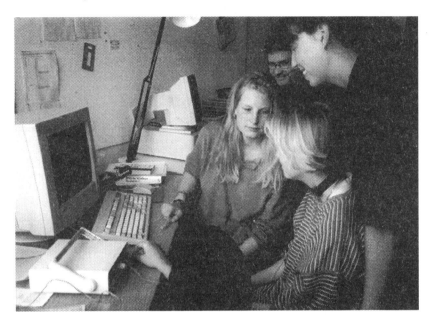

Abb. 1: Computergestützte Ableitung der Stimmlippenbewegungen durch Elektroden rechts und links des Kehlkopfes geben Hinweise auf die Ursache von Stimmstörungen und dysarthrischen Symptomen. Studierende erlernen den Umgang mit computergestützten Diagnose- und Therapieverfahren im Studium und/oder im klinischen Praktikum.

Im Zuge der Sparmaßnahmen im Gesundheitswesen hat sich in den vergangenen Jahren verstärkt die Notwendigkeit eines Erfolgs- und Qualitätsnachweises therapeutischer Maßnahmen ergeben. Davon sind sprachtherapeutische Leistungen nicht ausgeschlossen. Eine *Evaluation* (d.h. eine wissenschaftliche Beurteilung) der Therapiefortschritte beinhaltet für den *Einzelfall* eine genaue Dokumentation der Störung und ihres Verlaufes über die Zeit der Therapie und, wenn möglich, über Zeiträume davor und danach sowie über die jeweils angewendeten therapeutischen Maßnahmen. Wenn möglich, sind standardisierte und normierte Tests zu Beginn und zum Ende der Therapie anzuwenden, so dass ein zuverlässiges Erfolgsmaß vorliegt[12]. Nur dann kann für den individuellen Patienten statistisch abgesichert werden, dass seine Fortschritte nicht nur den Spontanverlauf der Erkrankung und die übliche Rückbildung der Symptome widerspiegeln, sondern wirklich der Behandlung zugerechnet werden können.

Neben den Einzelfallnachweisen sind auch im klinischen Alltag therapeutische Konzepte, Vorgehensweisen und Materialien im Rahmen von *Gruppenstudien* durch Klinische Linguisten und Psychologen wissenschaftlich zu evaluieren. Hier müssen gerade im deutschen Sprachraum stärker als bislang die methodischen Anforderungen solcher Untersuchungen berücksichtigt werden, was gute Kenntnisse in Statistik und empirischen Methoden voraussetzt.

b) Behandlung

Therapeutische Maßnahmen im Rahmen von Sprach-, Sprech-, Stimm- und Kommunikationsstörungen können generell „direkt oder indirekt vorgenommen werden. Sie umfassen die Therapiebereiche Übungstherapie, Rehabilitation in Alltag und Beruf, Frühförderung und Angehörigenberatung" (Forum Logopädie, 1/2000, S. 28). Die Planung therapeutischer Maßnahmen beinhaltet die folgenden hierarchischen Schritte. Diese müssen im Verlauf der Therapie anhand der erzielten Ergebnisse ständig hinterfragt und neu überdacht werden.

- Formulierung von Therapiezielen
- Erstellung eines Rahmenkonzeptes abhängig von der getroffenen Diagnose
- Zusammenstellung der Übungsbereiche in Anlehnung an die ermittelten Störungsschwerpunkte
- Planung der Übungseinheiten und Materalauswahl unter Berücksichtigung des Schweregrades
- Gestaltung der Therapieeinheiten und didaktisches Vorgehen.

---

12 Liegen solche Maße nicht vor, was leider noch für viele Symptombereiche (speziell im Deutschen) der Fall ist, sollten ausführliche Einzelfallstudien durchgeführt werden. Da im klinischen Alltag gewöhnlich nicht die Zeit für aufwendige Dokumentationen eingeräumt werden kann, ist auf die Einführung von integrierten Softwarepaketen zu hoffen (z.B. das Integrierte Therapie System ITS der Firma NeuroSoft), die langfristig sowohl für die gezielte Therapie wie auch für die parallele Dokumentation der Leistungen des jeweiligen Patienten eingesetzt werden können.

Konkret stellt sich dies wie folgt dar: Die möglichst exakte und realistische Formulierung von Therapiezielen schon zu Beginn der Behandlung ist oft äußerst schwierig, aber unerlässlich für eine stringente Vorgehensweise, für eine gute Motivation des Patienten und für die Evaluierung der Therapieerfolge. Ein Therapieziel kann z.b. in der Verbesserung der Verständlichkeit eines Patienten mit Dysarthrie liegen, so dass er einfache Wünsche des Alltags wieder an seine Familie übermitteln kann, was schon durch eine Verlangsamung des Sprechtempos und bewusstere Artikulation zu erreichen ist. Ein anderer Patient wird vielleicht das Ziel haben, wieder so gut artikuliert zu sprechen wie vorher in seinem Beruf als Lehrer. Therapieziele sind natürlich nie etwas Endgültiges, sondern müssen in regelmäßigen Abständen neu formuliert und den erzielten Fortschritten angepasst werden.

Die allgemeine Diagnose liefert eine erste grobe Orientierung für die Wahl der therapeutischen Verfahren, Übungsbereiche und Vorgehensweisen. Zu berücksichtigen sind außerdem zeitliche Faktoren, ob es sich um eine akute Erkrankung handelt oder um das chronische Stadium z.B. nach Schlaganfall; ob es sich um eine fortschreitende Erkrankung handelt oder um eine Sprachentwicklungsstörung oder -verzögerung. Je nachdem werden eher stimulierende oder konsolidierende Verfahren gewählt, es wird eher funktionerhaltend oder funktionaufbauend gearbeitet. Auch müssen die Störungsschwerpunkte innerhalb des Syndroms für jeden Patienten individuell festgestellt werden, der Schweregrad der Störungen muss ermittelt werden, um die Übungseinheiten genau zu planen und das Material so zusammenzustellen, dass der Patient gefördert wird ohne die Motivation zu verlieren.

Schließlich ist die didaktische Vorgehensweise zu planen. Es ist z.B. zu entscheiden, ob klassisch übend gearbeitet werden soll, themenorientiert oder ganzheitlich, so dass die zu übenden Elemente spielerisch in den kommunikativen Kontext eingefügt werden. Die didaktische Vorgehensweise und Therapieform hängen wiederum von vielen Faktoren ab, angefangen beim Alter der zu therapierenden Person bis hin zur Therapiemotivation und den begleitenden emotionalen und kognitiven Faktoren.

c) Beratung

Der Beratung und Information von Betroffenen und Angehörigen hinsichtlich der jeweiligen Natur ihrer Sprach-, Sprech- oder Stimmstörung kommt auf unterschiedlichsten Ebenen erhebliche Bedeutung zu, unter anderem, weil sie die Tragweite der jeweiligen Störung nicht richtig einschätzen können (z.b. werden produktive Störungen häufig überbewertet, Störungen des Sprachverstehens dagegen werden nicht hinreichend wahrgenommen und berücksichtigt) und weil leider auch heute noch in der öffentlichen Meinung eine Störung der Sprache oder des Sprechens mit einer allgemeinen kognitiven Beeinträchtigung oder gar geistigen Behinderung gleichgesetzt wird. Folgende auf Sprache, Sprechen und Kommunikation bezogenen beraterischen Tätigkeiten werden von Klinischen Linguisten ausgeübt:

- Früherkennung und Prävention
- Präventive Beratung von Risikogruppen zur Vermeidung stärkerer primärer oder sekundärer Störungen (z.b. Eltern von hörbehinderten Kindern, Eltern von Kindern mit Sprachunflüssigkeiten, Personen in Sprechberufen wie Lehrer, Vertreter)
- Behandlung und Rehabilitation
- Individuelle Beratung des Patienten und seiner Angehörigen (z.b. über das Störungsbild und sprachliche Entwicklungspotential, über Kommunikationsstrategien zur Verständnissicherung und Möglichkeiten alternativer Kommunikation)
- Beratung und Information über den generellen Umgang mit Sprach-, Sprech- und Kommunikationsstörungen, z.b. im Rahmen von klinikinternen Angehörigenseminaren und Selbsthilfegruppen
- Öffentlichkeitsarbeit
- Engagement in Verbänden und Organisationen zur Aufklärung über Sprachstörungen im Rahmen bestimmter Krankheitsbilder (z.b. Stiftung Deutsche Schlaganfallhilfe; Arbeitskreis DOWN-Syndrom e.V., Deutsche Parkinson Vereinigung e.V.)
- Mitarbeit an der Erstellung von Informationsmaterialien und Broschüren über Sprachstörungen und mögliche Hilfen.

d) Qualitätsmanagement

Im Rahmen der aktuellen Diskussion um ein angemessenes Qualitätsmanagement im Bereich der Sprachtherapie sind Klinische Linguisten an der Gestaltung und Formulierung von Standards zu folgenden Bereichen beteiligt:

- Ausstattung des Arbeitsplatzes
- Richtlinien zur Durchführung von Sprachtherapie, Erarbeitung von Maßnahmenkatalogen
- Einzelfalldokumentation, Therapieevaluationsstudien
- Ausbildungsrichtlinien für Sprachtherapeuten
- Fortbildungs- und Supervisionsregelungen für Sprachtherapeuten.

e) Ausbildung und Fortbildung

Akademisch ausgebildete Sprachtherapeuten, speziell auch Klinische Linguisten, sind häufig an der Ausbildung von Sprachtherapeuten beteiligt:

- Supervisorentätigkeiten im Rahmen von studienbegleitenden (z.B. Studiengang Klinische Linguistik, Bielefeld) und postgraduierten Praktika (sog. LiP-Jahr, Linguist im Praktikum, nach Richtlinien des Bundesverbandes Klinische Linguistik e.v.)
- Vermittlung von linguistisch fundierten theoretischen und methodischen Grundlagen diagnostischer und therapeutischer Verfahren im Rahmen von Fortbildungen und Schulungen
- Lehrtätigkeit, z.b. an Universitäten, Fachhochschulen oder an Instituten für Logopädie.[13]

Von staatlicher Seite wird die derzeitige Qualifikation der Lehrkräfte an den privaten Logopädie-Lehranstalten häufig in Frage gestellt, die Idee der schulischen Ausbildung wird aber von bestimmten Gremien eher befürwortet. Eine bessere Ausbildung der Lehrenden soll daher die Qualität der logopädischen Arbeit generell sichern, ohne an den Grundlagen der Ausbildung (z.b. allgemeine Anhebung auf Fachhochschulniveau) etwas verändern zu müssen.

f) Forschung und Methodenentwicklung

Für klinisch relevante Aspekte sind Forschungsprojekte nicht nur an Universitäten angebunden, sondern auch oder gerade an Kliniken und anderen Institutionen, so dass neben der klinischen häufig eine Forschungstätigkeit in kleineren Projekten in den Kliniken erwünscht ist. Dabei handelt es sich z.b. um die Entwicklung und Beurteilung neuer diagnostischer Verfahren, neuer therapeutischer Vorgehensweisen und Beratungskonzeptionen (s. Evaluation).

Das Berufsbild in Abgrenzung zu anderen Berufsgruppen

Die Rolle der *Linguistik* und speziell gewisser Teil- und Nachbardisziplinen der Linguistik (Psycholinguistik, Neurolinguistik und Sprachentwicklung) für die Analyse und Therapie gestörter Sprache und eines gestörten Spracherwerbs wird erst seit einigen Jahren auch von Klinikern

---

13 Der Studiengang „Lehr- und Forschungslogopädie" an der RWTH Aachen bildet unter anderem speziell für diese Lehrtätigkeit aus und vermittelt Aspekte der Didaktik sprachtherapeutischer und diagnostischer Lerninhalte.

(Medizinern, Psychologen) und Kassen anerkannt. Dieses junge Arbeitsfeld muss sich im Spannungsbereich anderer Berufsgruppen erst noch zuverlässig etablieren, es müssen Überschneidungsgebiete und Abgrenzungskriterien für die jeweiligen Berufsfelder definiert werden.[14]

Der derzeit am besten etablierte sprachtherapeutische Ausbildungsgang ist die Logopädieausbildung, die auf Fachschulniveau eine umfassende, sehr praktisch orientierte Einführung beinhaltet. Der Logopädieberuf ist als Heilhilfsberuf staatlich anerkannt. Es handelt sich um eine vom Gesundheitsministerium überwachte, dreijährige Ausbildung mit abschließender Staatsprüfung. Es besteht nach zweijähriger Praxiserfahrung die Möglichkeit der Niederlassung und kassenrelevanten Abrechnung auf Rezept (nach Überweisung durch Phoniater, HNO-Ärzte und Neurologen). Das Berufsbild des Logopäden ist nach CPLOL-Standards formuliert (s. Forum Logopädie, 1/2000, S. 27-28) und unterscheidet sich durch eine weniger theoretische und methodische Ausrichtung zugunsten eines breiteren Übungs- und Störungsspektrums vom Profil des Klinischen Linguisten bzw. des akademisch ausgebildeten Sprachtherapeuten. Die traditionellen Tätigkeitsbereiche des Logopäden lagen bei der Kindertherapie, meist in eigener Praxis, und in den an die HNO-Medizin angelehnten Bereichen. Es wurden weniger neurogene Störungen behandelt, was aber heute nicht mehr ganz so zutrifft.

Relativ neu ist das Berufsbild des Facharztes für Phoniatrie (*Phoniater*), der *als medizinischer Heilberuf* eine Spezialisierung auf die Hör-, Sprach- und Sprechstörungen vorsieht, ohne jedoch operative Eingriffe vorzunehmen. Phoniater leisten derzeit im Wesentlichen apparative Diagnostik des auditiven Systems, des Sprechens, der Stimme und neuerdings des Schluckens. Die Therapie der gestörten Funktionen wird üblicherweise an Logopäden delegiert. Die *Sprach*kompetenz von Patienten, z.B. mit neurologischen Erkrankungen, wird weder diagnostisch noch therapeutisch behandelt.

Die *Sprachheilpädagogik* wird als Diplom- oder Magisterstudiengang im Rahmen der Heilpädagogik, Rehabilitationspädagogik oder Sonderpädagogik angeboten und beinhaltet im Hauptstudium eine Spezialisierung auf die Sprach- und Sprechstörungen. Das Studium sieht weniger medizinische, theoretisch-linguistische und methodische Inhalte als ein

---

14 Dies geschieht aktuell im Rahmen der Diskussion um die generelle Anhebung der Sprachtherapieausbildung auf Hochschulniveau versus die Einführung einer kleinen Berufsgruppe akademischer Sprachtherapeuten. Diskutiert wird auf der Ebene der Verbände, der Gesundheits- und Bildungsministerien einiger Länder und des Bundes.

Studium der Klinischen Linguistik (Patho-, Neurolinguistik) vor. Sprachheilpädagogen arbeiten traditionell in den Bereichen der Frühförderung
und Behindertenpädagogik, je nach Spezialisierung im Hauptstudium
aber auch in allen anderen Bereichen der Sprachpathologie. Bis zum Beginn des Jahres 2000 erhielten Sprachheilpädagogen die Zulassung für
eine kassenrelevante Abrechnung von Leistungen in eigener Praxis im
Rahmen einer Übergangslösung bis zur Verabschiedung des geplanten
neuen Sprachtherapeutengesetzes, über das derzeit jedoch leider noch
keine Einigung besteht.

Eine Reihe weiterer Berufsgruppen ist derzeit noch an der sprachtherapeutischen Versorgung in Deutschland beteiligt. Die bestehende Hete-
rogenität soll aber im Rahmen einer allgemeinen Regelung des Sprachtherapeutengesetzes mehr und mehr vom Markt verschwinden, da die
Ausbildungsrichtlinien, -schwerpunkte und -standards kaum zu vergleichen sind.

2 Einschätzung der Berufschancen

Ausbildung

Ein Studium der Klinischen Linguistik ist bislang nur an wenigen Hochschulen möglich. In Deutschland existieren derzeit drei linguistisch orientierte Studiengänge an folgenden Universitäten:

- *Universität Bielefeld: Magisterstudiengang Klinische Linguistik* seit
  1996/97.
- *Universität Potsdam: Diplomstudiengang Patholinguistik* seit
  1993/94.
- *RWTH Aachen: Diplomstudiengang Lehr- und Forschungslogopädie*
  seit 1992.

Alle angegebenen Studiengänge sehen studienbegleitende Praktika im
Bereich der Sprachtherapie vor, so dass es sich um praxisrelevante Ausbildungsgänge handelt. Die Dauer und die inhaltlichen Schwerpunkte der
vorgeschriebenen Praktika unterscheiden sich derzeit noch.

Darüber hinaus bieten linguistische oder germanistische Studiengänge
an weiteren Universitäten (z.B. Bamberg, Frankfurt, Freiburg, Hamburg,
Münster, Regensburg) Schwerpunkte bzw. Spezialisierungen im Hauptstudium an, die in den klinisch-linguistischen Bereich *theoretisch* einfüh-
ren. Schließt man an einer der vom BKL (Bundesverband Klinische Linguistik e.V.) anerkannten Universitäten sein Studium (Bielefeld, Pots-

dam) oder den entsprechenden Schwerpunkt (anerkannt derzeit Freiburg und Bamberg) ab, so kann im Rahmen eines Postgraduiertenjahres (LiP, Linguist im Praktikum) der Titel des *Klinischen Linguisten BKL* erworben werden. (Für weitere Informationen zum Verband oder zu den Studiengängen siehe Kap 7.)

Zur Erschließung weiterer Arbeitsfelder werden z.b. folgende Fächerkombinationen und Zusatzqualifikationen als sinnvoll erachtet: Eine Fächerkombination mit Psychologie/Neuropsychologie erweitert das Tätigkeitsspektrum. Ein Schwerpunkt in Computerlinguistik prädestiniert für eine Tätigkeit im Rahmen der Entwicklung computergestützter Diagnostik- und Therapiematerialien. Die Kombination mit einem gesundheitswissenschaftlichen (Aufbau-)Studium ermöglicht Tätigkeiten im Rahmen des aktuellen Qualitätsmanagements. Eine Zusatzausbildung zur SupervisorIn ermöglicht die (interne oder externe) Betreuung therapeutischer, pädagogischer und pflegerischer Teams.

Berufschancen

Die Berufschancen der noch relativ kleinen Gruppe klinischer Linguisten sind nicht getrennt zu diskutieren von der generellen Entwicklung der Sprachtherapie in Deutschland. Die Berufschancen für Sprachtherapeuten sind in den vergangenen 15 Jahren sehr gut gewesen, da der Markt ständig expandierte, neue Kliniken gegründet wurden etc. Dieser Trend ist jedoch mit Einführung der Gesundheitsreform zum Stillstand gekommen. Sobald der Markt gesättigt sein wird, was nach heutigen Schätzungen in etwa 5 Jahren zu erwarten ist, wird es sich auch im Bereich der Sprachtherapie generell als schwieriger erweisen, Stellen zu finden.[15]

---

15 Eine ungünstige Marktentwicklung ist zu befürchten, da in den letzten Jahren viele neue, private Ausbildungsinstitute für Logopädie gegründet wurden (heute mehr als 60, (siehe www.priconet.de) und jährlich fast 2000 Logopäden ihre Ausbildung abschließen. Auch nehmen die 13 Sprachheilpädagogikstudiengänge (siehe www.dgs-ev.de/studium.html) in Deutschland zum Teil unbeschränkt Studierende auf, so dass jährlich insgesamt mehrere Tausend Absolventen auf den Arbeitsmarkt drängen. Schließlich werden Phoniater ihren Teil des Marktes zukünftig stärker in Anspruch nehmen. Hinzu kommt auf der anderen Seite, dass die Krankenkassen weniger Therapieeinheiten zahlen wollen, dass Rehamaßnahmen bis zur Sinnlosigkeit gekürzt werden und die ambulante Weiterbetreuung nur eingeschränkt bewilligt wird, so dass die Einschätzung des künftigen Bedarfs nach heutigen Maßstäben schwierig ist.

Neben diesem generellen Trend bleibt für die Einschätzung der Berufschancen speziell für Klinische Linguisten abzuwarten, ob im Rahmen der Formulierung eines Gesetzes zur Neuregelung des (akademischen) Sprachtherapeuten eine bessere rechtliche Etablierung dieses Ausbildungsganges erwirkt werden kann. Die Klinische Linguistik ist in neurologischen Rehabilitationskliniken, Stroke Units (= Akutkliniken speziell für Schlaganfallpatienten eingerichtete Stationen für die Erstversorgung) und Therapiezentren bereits sehr gut etabliert. Speziell Einrichtungen, die forschungsorientiert arbeiten und an einer Versorgung der Patienten interessiert sind, die an den aktuellen medizinischen und therapeutischen Standards orientiert ist, stellen Klinische Linguisten ein für die Leitung entsprechender Projekte, für die Mitarbeit an der Verbesserung diagnostischer und therapeutischer Vorgehensweisen (z.B. Betreuung des phonetischen Labors, Erstellung von Therapieprogrammen), für gutachterliche Stellungnahmen und für den Bereich des Qualitätsmanagements.

Die Möglichkeit, sich in Zukunft als Klinischer Linguist für Sprachtherapie in eigener Praxis niederzulassen, ist derzeit jedoch nicht abzusehen, wird aber z.B. in NRW in einer Kooperation des Bildungs- und des Gesundheitsministeriums mit einigen Ausbildungsgängen überlegt. Bis zur Verabschiedung des genannten Sprachtherapeutengesetzes gibt es die Möglichkeit, über eine eingeschränkte Heilpraktikerzulassung für Sprachtherapie (Leistungsnachweise und Prüfung) die Kassenzulassung zu beantragen. Diese Möglichkeit wird selten genutzt und kann nur eine schon viel zu lange als Alibi dienende Zwischenlösung sein. Eine selbstständige Tätigkeit Klinischer Linguisten in eigener Praxis kommt daher bislang nur vereinzelt vor und erfordert gewöhnlich eine individuell geführte Klage und ein gerichtliches Verfahren zur Erlangung der kassenrechtlichen Zulassung.

Die Tätigkeit erfolgt also gewöhnlich im Angestelltenverhältnis. Die Bezahlung richtet sich in Einrichtungen unter staatlicher oder kirchlicher Trägerschaft nach dem Bundesangestellten-Tarif (BAT). Die Bezahlung für Klinische Linguisten liegt derzeit häufig unter Tarif und ist zwischen dem möglichen oder üblichen BAT-Gehalt (BAT III/II) und dem Logopädengehalt (BAT V) angesiedelt. Je nach Spezifität des Aufgabenbereiches und der gesuchten Kompetenz des akademisch ausgebildeten Sprachtherapeuten werden jedoch auch heute noch vergleichsweise gute Gehälter gezahlt.

Aufstiegschancen im Rahmen der Klinik oder sonstiger Einrichtungen bestehen im Hinblick auf Leitungsfunktionen der sprachtherapeutischen Abteilung, Supervision von Praktikanten und/oder Teilnahme an wissenschaftlichen Projektarbeiten. *Zusätzliche Verdienstmöglichkeiten* liegen in den Bereichen Supervision und Fortbildung, wo Tages- oder Stundensätze ausgehandelt werden. Auch Lehraufträge an Universitäten, an Logopädielehrinstituten oder Volkshochschulen sind möglich, die Stundensätze sind dort jedoch so niedrig, dass eine darauf gründende Selbstständigkeit nicht Gewinn bringend ist.

3 Sprachlich-kommunikative Aufgaben – Anforderungsprofil

Wie in Abschnitt 1 ausgeführt, sollte das Vorgehen Klinischer Linguisten im Rahmen *diagnostischer, therapeutischer und beraterischer Tätigkeit* folgende Schritte umfassen:

1. Auswertung der pathologischen Sprach-, Sprech-, Stimm- oder Hörmuster
2. Bildung von Hypothesen über die Störungsschwerpunkte
3. Bildung von Hypothesen über die Störungsursachen
4. Zieldefinition und Therapieplanung, evtl. in Absprache mit Patienten und Angehörigen
5. Therapiedurchführung und begleitende Evaluation, Überprüfung der ursprünglichen Hypothesen
6. Überführung der therapeutischen Erfolge in den Alltag
7. Beratung und Planung weiterer Schritte für die ambulante Weiterbetreuung.

Spezielle sprachlich-kommunikative Aufgaben sind in diesem Zusammenhang:

• Gesprächsführung (Beratungsgespräch, Anamnese, diagnostisches Interview)
• Vermittlung von Fakten über die Störung und die geplante Therapie.

Für die Tätigkeitsbereiche *Qualitätsmanagement, Ausbildung und Fortbildung* sind als spezielle sprachlich-kommunikative Aufgaben zu nennen:

• Formulierung von Standards für die Diagnostik und Therapie
• Formulierung von Ausbildungsstandards
• Vermittlung von linguistischen, sprachpathologischen und therapeutischen Inhalten
• Formulierung von Feed-back in der Supervision.

Für den Bereich der *Forschung und Methodenentwicklung* sind weniger sprachlich-kommunikative als gute theoretische und methodische Kenntnisse notwendig.

4 Linguistische Schwerpunkte

Während die konkrete Durchführung der Therapie und Beratung eher kommunikative und therapeutische Fähigkeiten und didaktisches Wissen erfordert, wird genuin linguistisches Wissen speziell für die diagnostischen Schritte benötigt sowie für die Auswahl und Zusammenstellung von Therapiematerialien. Die Grundlagen der in Kapitel 1 aufgeführten Aufgabenbereiche ergeben folgende Schwerpunkte für die linguistische Ausbildung:
* *linguistische Datenerhebung und Dokumentation*:
  Transkriptionssysteme (enge vs. weite phonetische Verschriftlichung, Verschriftlichung gestörter Lautproduktionen: Pathosymbolphonetik, gesprächsorientierte Transkription),
  strukturelle Beschreibungen der Wort-, Satz-, Text- und Diskursebene, bildgebende Verfahren (z.B. der akustischen und artikulatorischen Phonetik)
* *deskriptive Ansätze* für alle linguistischen Ebenen (und Modalitäten): Phonetik, Phonologie, Morphologie, Syntax, Semantik, Pragmatik, (in Rezeption und Produktion, mündlich und schriftlich)
* *psycholinguistische Ansätze* bezogen auf:
  die Rezeption und Produktion mündlicher Sprache,
  die Rezeption und Produktion schriftlicher Sprache,
  die verbale und nonverbale Kommunikation,
  den Spracherwerb
* *patholinguistische Ansätze:*
  bezogen auf die Art und Ursache abweichender sprachlicher Funktionen,
  für alle linguistischen Ebenen und in allen Modalitäten.

5 Weitere für die Tätigkeit erforderliche Qualifikationen

Eine Reihe von Voraussetzungen werden vor allem von Institutionen für logopädische Ausbildungsgänge betont, die gewöhnlich strenge Aufnahmeverfahren über den N.C. hinaus anwenden, die aber von Studiengängen nur bedingt gefordert werden können. Es handelt sich hierbei um folgende Aspekte:

- gute Beherrschung der deutschen Sprache in Wort und Schrift
- möglichst Fremdsprachenkenntnisse
- möglichst musisch-rhythmische Begabung
- keine Sprach- oder Sprechfehler, keine Stimmstörung
- keine Hörstörung.

Als ein wesentlicher Aspekt, der schwer prüf- und vermittelbar ist, bleibt schließlich die „allgemeine kommunikative Kompetenz" oder auch „therapeutische Eignung" zu nennen. Im Laufe der Ausbildung oder auch später sind Fortbildungen zu verschiedenen Bereichen sinnvoll, die abhängig von der jeweiligen Spezialisierung und vom Tätigkeitsbereich gewählt werden. Eine Reihe spezifischer Verfahren und Inhalte kann weder in der logopädischen Ausbildung noch in den Studiengängen zum Sprachtherapeuten hinreichend tief vermittelt werden. Es handelt sich z.B. um:

- physikalische Therapieansätze (z.B. Bobath)
- Entspannungsverfahren (z.B. progressive Muskelrelaxation)
- psychotherapeutische Verfahren (z.B. Verhaltenstherapie)
- (deutsche) Gebärdensprache
- Verfahren der unterstützten Kommunikation
- Fremdsprachen (zur Behandlung mehrsprachiger Personen).

6 Veranschaulichung

Klinische Linguisten beschäftigen sich, wie schon ausgeführt, im Wesentlichen mit Sprachstörungen neurogener Ursache, z.B. den Aphasien. Die linguistische Auswertung spontansprachlicher Äußerungen bildet dabei einen wichtigen diagnostischen Hintergrund, auf dem die Inhalte therapeutischer Maßnahmen geplant werden können. Die folgende Verschriftlichung stellt Äußerungen einer Patientin (P) nach Schlaganfall als Antworten auf einige Fragen der Therapeutin (U=Untersucherin) dar. Diese Patientin, die keine weiteren kognitiven, neuropsychologisch nachweisbaren Beeinträchtigungen aufwies, litt unter einer so genannten *Wernicke-Aphasie*. Das Transkript soll einen kleinen Einblick in die linguistischen Besonderheiten aphasischer Sprache geben.

> *1) U: Können Sie mir mal sagen, wie das ganz am Anfang Ihrer Erkrankung gewesen ist?*
>
> *2) P: Ja ich bin abends nach dem **Frühstecken**...und dann auf einmal, dann war mein Arm*
>
> *3) ginge nicht mehr, mein rechter Arm und die Sprache war, Sprache...bin ich so....*
>
> *4) Das Sprechen war **aufmal** weg, war einfach nichts mehr da.*
>
> *5) U: Erzählen sie mal, wie Sie das Wochenende verbracht haben?*
>
> 6) P: Ja das...war gut nur das war son'bißchen, ich weiß nicht, son'bißchen **neprimiert**
>
> 7) oder oder son bißchen [...]
>
> *8) U: Haben Sie Angst vor dem, was noch kommt?*
>
> 9) P: **Dafür** nicht, nur vor Sprechen...Sprechen. Der /**man hept**/ **mir** [...], is aber verkehrt.
>
> *10) U: Wo sind Sie aufgewachsen?*
>
> 11)P: Wo ich meinem **Buroa**, Büro.
>
> *12) U: Was haben Sie für eine Ausbildung gemacht?*
>
> 13)P: Einfach **Zahnästlichheferin**.
>
> *14) U: Haben Sie eine Lieblingssendung im Fernsehen?*
>
> 15)P: Äh, äh, das sind **Seren..Serenten...neh...Seren, Seren.** Is das,...**Leib und Seele**,...war das
>
> 16) noch?...Äh, hier im **Krank**...Krankenhaus,...war **Schlaf, nee Schwafwald**, so ähnlich.

Auffallend sind an diesen Antworten der Patientin folgende sprachliche Phänomene:

- *phonematische Paraphasien*, d.h., ein klangähnliches Wort wird genannt (z.B. Zeile 16: *Schwafwald* für Schwarzwald, Zeile 11: *Buroa*, dann korrigiert zu Büro),
- *semantische Paraphasien*, d.h., ein bedeutungsähnlicher, aber nicht ganz passender Begriff wird genannt (z.B. Zeile 2: *Frühstecken*, also Frühstücken statt Abendessen, Zeile 8: *dafür* statt davor),
- *Wortfindungsschwierigkeiten* und *Satzabbrüche* (z.B. Zeile 6: oder son bißchen [...], oder in Zeile 9 nach zwei neologistischen Ausdrücken in *Der /man hept/ mir* ...),

Insgesamt ist die grammatische Struktur weitgehend korrekt erhalten, Floskeln und kommunikativ angemessene Phrasen werden eingestreut, wie es für die Wernicke-Aphasie typisch ist. Da zum Beispiel die Antwort in Zeile 11 gar nicht zur gestellten Frage passt, ist im Weiteren zu prüfen, wie gut das Sprachverständnis der Patientin erhalten ist. Des Weiteren sind mündliche Aufgaben auf einem einfacheren Niveau zu stellen (Bildbenennen, Sätze ergänzen), auch sind die mündlichen Leistungen mit den erhaltenen schriftlichen Leistungen zu vergleichen.

Hat man die Störungsschwerpunkte genau ermittelt, so können dann die jeweils am besten erhaltenen Eingangs- (Hören, Lesen) und Ausgangskanäle (Sprechen, Schreiben) der Sprachverarbeitung in der ersten Therapiephase zur Deblockierung der nicht zugänglichen Informationen genutzt werden. Später ist systematisch am Wortschatz zu arbeiten. Die basalen Übungsbereiche der Therapie werden vermutlich in der Wortfindung und im Gebrauch alternativer Verständigungsmöglichkeiten (Gesten, Symbole, Bilder) oder sprachlicher Strategien zur Eigenkorrektur durch den Partner liegen (siehe Zeile 9: Anzeige der misslungenen Darstellung des Sachverhaltes durch „is aber verkehrt"), um zunächst die alltägliche Kommunikation zu sichern.

Als Klinischer Linguist in einer der modernen Rehabilitationskliniken mit angegliederter Stroke Unit und Frührehabilitation begleitet man einen Patienten, z.B. nach einem Schlaganfall, idealerweise über den gesamten stationären Aufenthalt hinweg bis zu seiner Entlassung in die ambulante Therapie. Häufig liegen jedoch die Akutversorgung, die folgende stationäre Rehabilitation und die dann folgende ambulante Betreuung in verschiedenen Händen. Die spezifischen Aspekte des Vorgehens eines Klinischen Linguisten werden besonders bei Patienten mit ungewöhnlichen oder schwer zu diagnostizierenden Störungsbildern deutlich. Dies sei an dem Beispiel eines anderen Patienten im Folgenden veranschaulicht.

Patient B. erleidet einen Schlaganfall. Es folgt eine möglichst schnelle Einweisung in die neurologische Abteilung einer *Akutklinik / auf eine spezielle Schlaganfallstation (Stroke Unit)* zur medizinischen Erstversorgung und gesundheitlichen Stabilisation. Danach:

⇨ möglichst frühzeitige Diagnose kognitiver und sprachlicher Störungen anhand spezieller kurzer und wenig belastender Screenings. *Ergebnis:* Bei Herrn B. ergibt sich der Verdacht auf eine Aphasie (Störung des zentralen Sprachsystems), er kann kaum eine mündliche Äußerung hervorbringen, kann jedoch etwas besser schreiben und scheint mündliche und schriftliche Sprache relativ gut zu verstehen;

⇨ erste Beratung, Aufklärung der Patienten und Angehörigen über das Krankheitsbild einer Aphasie;

⇨ möglichst früh einsetzende aktivierende und stimulierende Therapie, um Sprache und Sprechen wieder anzubahnen, falls nötig, Kommunikationshilfen für die erste Verständigung.

Abschlußbericht und gegebenenfalls Kontakt zu den Therapeuten der Rehaklinik:

⇨ Möglichst *direkte Verlegung* aus der Akutklinik in die Anschlussheilbehandlung (AHB) in einer Klinik für neurologische Rehabilitation oder Frührehabilitation, (Verlegung ca. 7 -14 Tage nach dem Ereignis für heute nur noch 3 bis ca. 6 Wochen). In diesem Rahmen:

⇨ *genaue Diagnostik* anhand eines standardisierten Tests: bei Herrn B. wegen Verdachtes auf eine Aphasie der Aachener Aphasie Test (Huber et al., 1984); *Ergebnis:* Broca-Aphasie mit auffallend schlechter mündlicher Sprachproduktion; bei unklarem Bild Anwendung weiterer Verfahren und Screenings: im Fall von Herrn B. Screenings zur Überprüfung sprechapraktischer Komponenten und pathophonetische Untersuchung koartikulatorischer Prozesse und von Lautentstellungen; *Ergebnis:* schlechte Koartikulation, Lautentstellungen, typische apraktische Suchbewegungen, silbisches, monotones Sprechen, hohe Fehlerfluktuation; *insgesamt damit typische Symptomatik für eine Broca-Aphasie mit Sprechapraxie.*

⇨ *Therapieplanung: vorrangige Behandlung:* Therapie der Sprechapraxie im Bereich mündlicher Produktion nach linguistischen Prinzipien; *parallel dazu:* Behandlung der aphasischen Symptome im Bereich der Sprachrezeption und Schriftsprache; *zum Ende der Rehaphase hin:* Erarbeitung von Strategien für den Alltag für die Selbstdeblockierung bei Sprechhemmung, für eine flüssigere Kommunikation (z.B. durch schriftliche Hilfen) und Teilnahme an Gruppentherapiesitzungen zum Abbau von Sprechangst.

Abschlußbericht und Kontakt zu ambulant behandelnder Sprachtherapeutin, um eine möglichst direkte ambulante Sprachtherapie anzuschließen:

⇨ *Fortführung* der begonnenen Therapie;

⇨ *Anregung* zur Verarbeitung seiner sprachlichen Störung, Besprechung der Konsequenzen für den Alltag, da keine Eingliederung in den vorher ausgeübten Beruf eines Lehrers möglich ist.

⇨ Die Sprachtherapeutin vermittelt Herrn B. zusätzlich zur *gezielten Einzeltherapie* die *Teilnahme an einer Selbsthilfegruppe.* Herr B. erhält so Kontakt zum Bundesverband für die Rehabilitation der Aphasiker e.V. und engagiert sich für die Aufklärung über das Störungsbild und für eine angemessene therapeutische Versorgung

7 Literatur und weitere Hinweise

Literatur

Böhme, G. (1997): Sprach-, Sprech-, Stimm- und Schluckstörungen. Band 1: Klinik (3. völlig neu bearb. Auflg.). Fischer Verlag: Stuttgart.

Böhme, G. (1998): Sprach-, Sprech-, Stimm- und Schluckstörungen. Band 2: Therapie (3. völlig neu bearb. Auflg.). Fischer Verlag: Stuttgart.

Tropp Erblad, I. (1994): Katze fängt mit S an. Aphasie oder der Verlust der Wörter. Fischer Verlag: Frankfurt a.M.

Deutsche Fachzeitschriften

Forum Logopädie. Zeitschrift des Deutschen Bundesverbandes für Logopädie e.V. Schulz-Kirchner Verlag: Idstein. (Postfach 9, 65505 Idstein.)

L.O.G.O.S. Interdisziplinär. Die Fachzeitschrift für Logopädie/Sprachheilpädagogik und angrenzende Disziplinen. Urban & Fischer Verlag: Jena. (Löbdergraben 14a, 07743 Jena.)

Sprache – Stimme – Gehör. Thieme Verlag: Stuttgart.

Universitäten mit Studiengängen des Bereiches Klinische Linguistik/ Patholinguistik:

Magisterstudiengang	*Klinische Linguistik, Universität Bielefeld*
Leitung:	Prof. Dr. Gert Rickheit/Sekretariat:
Postanschrift:	Studentensekretariat der Universität Bielefeld, Postfach 10 01 31, 33501 Bielefeld
	Tel.: 0521/106-5310
Internetadresse:	www.uni-bielefeld.de

Weitere Informationen: Zulassungsbeschränkung durch internen Numerus Clausus, 30 Studienplätze pro Jahr, Aufnahme nur zum Wintersemester, Bewerbungsschluss: 15.7.; insgesamt 3 Monate selbst zu organisierende klinische Praktika im Grundstudium, studienbegleitendes Jahrespraktikum im Hauptstudium, vorgeschriebene Nebenfächer Psychologie und Linguistik.

Diplom-Studiengang	*Patholinguistik, Universität Potsdam*
Leitung:	Prof. Dr. Ria de Bleser/Sekretariat
Postanschrift:	Universität Potsdam, Studentensekretariat, Postfach 60 15 53, 14415 Potsdam
	Tel.: 0331/977-2932
Internetadresse:	www.uni-potsdam.de

Weitere Informationen: Zulassungsbeschränkung, Aufnahme nur zum Wintersemester, Bewerbungsschluss: 15.7.; insgesamt 6 Wochen Vorpraktika im sozialen Bereich im Grundstudium, 6 Monate selbst zu organisierende klinische Praktika im Hauptstudium.

Diplomstudiengang	*Lehr- und Forschungslogopädie, Neurologische Klinik der RWTH-Aachen*
Leitung:	Prof. Dr. Walter Huber/Sekretariat

Postanschrift:	Lehr- und Forschungsgebiet Neurolinguistik, Universitätsklinikum der RWTH Aachen, Pauwelsstrasse 30, 52074 Aachen Tel.: 0241 / 808-84 26
Internetadresse:	www.rwth-aachen.de

Weitere Informationen: Aufnahme nur zum Wintersemester, 12 Studienplätze, Aufnahmevoraussetzung neben Numerus Clausus und Prüfung ist eine abgeschlossene logopädische Ausbildung.

Universitäten mit Schwerpunkten Klinische Linguistik/Patholinguistik/ Neurolinguistik

Universität Bamberg:

Postanschrift:	Otto-Friedrich-Universität Bamberg, (Referat II/2 – Zulassungsstelle), Kapuzinerstrasse 16, 96045 Bamberg
Internetadresse:	www.uni-bamberg.de

Universität Frankfurt:

Postanschrift:	Institut für Deutsche Sprache und Literatur II, Gräfstrasse 76, 60486 Frankfurt/M.
Internetadresse:	www.rz.uni-frankfurt.de

Universität Freiburg:

Postanschrift:	Zentrale Studienberatung der Universität Freiburg, Sedanstrasse 6, 79085 Freiburg
Internetadresse:	www.uni-freiburg.de

Universität Hamburg:

Postanschrift:	Zentrum für Studienberatung, Edmund-Siemers-Allee 1, 20146 Hamburg
Internetadresse:	www.uni-hamburg.de

Universität Münster:

Postanschrift:	Zentrale Studienberatung, Schloßplatz 5, 48149 Münster
Internetadresse:	www.uni-muenster.de

Universität Regensburg:

Postanschrift:	Universität Regensburg, Universitätsstrasse 31, 93053 Regensburg
Internetadresse:	www.uni-regensburg.de

Universität Stuttgart:

Postanschrift:	IMS – Experimentelle Phonetik –, Azenbergstrasse 12, 70174 Stuttgart
Internetadresse:	www.ims.uni-stuttgart.de/phonetik/

Internationaler Aufbaustudiengang „Master Clinical Linguistics"

Ab September startet ein neues europaweites postgraduales Studienprogramm mit einem „european master clinical linguistics", das die linguistische Fundierung der Tätigkeit von Sprachtherapeuten europaweit verbessern soll. Beteiligt sind die Universitäten in Groningen (NL), Newcastle (UK), Oslo (N), Patras (G) und Potsdam (D). Nähere Informationen findet man auf den Internetseiten des europäischen Verbandes „European Language Council" (elc) unter

Internetadresse:	www.fu-berlin.de/elc.htm
E-Mail-Adresse:	www.elc@fu-berlin.de

Verbände und Vereine

Bundesverband Klinische Linguistik e.V. (BKL)
Anschrift: Geschäftsstelle Herr Wolf E. Finger-Berg, Fachklinik Bad Heilbrunn, Wörnerweg 30, 83670 Bad Heilbrunn
Dort ist weiteres Informationsmaterial zu beziehen über Möglichkeiten eines praktischen Jahres nach Abschluss des Linguistikstudiums mit neurolinguistischem Schwerpunkt, über das Berufsbild des Klinischen Linguisten und über Qualitätsstandards. Ansprechpartnerin speziell für Studierende im BKL ist derzeit Frau Barbara Rönfeld:
Anschrift: Frau Barbara Rönfeld, M.A., Deutsches Seminar I, Albert-Ludwig-Universität, 79085 Freiburg i.Br.
Tel.:   0761/203-3234   E-Mail: roenfeld@sun2.ruf.uni-freiburg.de

Deutscher Bundesverband für Logopädie e.V. (dbl)
Bundesgeschäftstelle: Herr L. Rosenthal, Augustinusstr. 11a, 50226 Frechen
Tel.:   02234/69 11 53   Internet: www.dbl-ev.de
Fax: 02234-96 51 10

Deutscher Bundesverband der Sprachheilpädagogen (dbS)
Geschäftsführer: Herr Volker Gerrlich, Goethestraße 16, 47441 Moers
Tel.:   02841 988 919   E-Mail: dbs@sprachtherapie.de
Fax: 02841 988 914

Internetadressen

Eine Liste weiterer interessanter Verbände und Vereinigungen findet man unter:

www.dgs-ev.de/links/verband.html

Berufskundliche und rechtliche Grundlagen findet man aktuell unter:

www.dgs-ev.de/kassen.html

7 Übersetzen / Dolmetschen[16]

Sabine Bastian

1 Beschreibung des Tätigkeitsfeldes

ÜbersetzerInnen und DolmetscherInnen sind als Fachleute für die Kommunikation zwischen Angehörigen verschiedener Sprach- und Kulturgemeinschaften ein wichtiges Bindeglied zu ausländischen Lieferanten, Kunden und anderen Partnern. Sie übernehmen als Spezialisten die Verantwortung für die von ihnen erbrachten Leistungen. Reibungslose Kommunikation und gute Dokumentation können z.b. für auftraggebende Wirtschaftsunternehmen überlebensentscheidend sein. Die Tätigkeit erfolgt schwerpunktmäßig in einem der beiden Bereiche, als ÜbersetzerIn oder als DolmetscherIn.

Übersetzen

ÜbersetzerInnen übertragen schriftliche Texte, meist Fachtexte, in oder aus fremden Sprachen. Ihre Tätigkeit sieht in der Regel Spezialisierungen vor: beispielsweise auf bestimmte Fachgebiete (z.b. Technik), auf bestimmte Textsorten (z.b. Urkunden), auf situativ-definierte Tätigkeiten (z.b. Konferenzübersetzen), auf literarisches Übersetzen. Hinzu kommen neue Tätigkeitsfelder wie das der Redaktion maschineller Übersetzungen. Außerdem sind ÜbersetzerInnen auf bestimmte Sprachkombinationen spezialisiert.

Dolmetschen

DolmetscherInnen übertragen mündliche Texte in andere Sprachen und ermöglichen somit, dass man zu jeder Zeit an jedem Ort mit Angehörigen anderer Sprachkulturen kommunizieren kann. Sie beherrschen verschiedene Dolmetschverfahren, so das konsekutive Dolmetschen (Wiedergabe

---

16 Die folgenden Ausführungen stellen im Wesentlichen eine Zusammenfassung der Darstellungen im „Handbuch Translation", Tübingen 1998, herausgegeben von Mary Snell-Hornby/Hans G. Hönig/Paul Kußmaul/Peter A. Schmitt dar.

aller Informationen einer – auch längeren – Textpassage nach deren Dar-
bietung durch den Sprecher unter Zuhilfenahme einer speziellen Notizentechnik) und das Simultandolmetschen, vor allem in der Spezialisie-
rungsrichtung Konferenzdolmetschen; sie arbeiten bei Gericht oder bei
Verhandlungen; neue Tätigkeitsfelder betreffen u.a. das Mediendolmetschen (Mitwirkung von Dolmetschern in Live-Fernseh- und seltener auch
in Hörfunk-Sendungen).

Berufsspezfische Synergieeffekte

Trotz aller Spezialisierungen sind ÜbersetzerInnen in der Regel auch in
der Lage, bestimmte Dolmetschaufgaben (z.b. Gesprächsdolmetschen) zu
erfüllen, und Dolmetscher fertigen nicht selten auch Übersetzungen (z.b.
von Konferenztexten) an.

2 Einschätzung der Berufschancen

Ausbildung

Folgende (gesetzlich geschützten) akademischen Grade können derzeit
durch eine spezielle Ausbildung erworben werden: Diplom-Dolmetsche-
rIn, Diplom-ÜbersetzerIn, Diplom-TechnikübersetzerIn und Diplom-
SprachmittlerIn.

Die Ausbildung erfolgt in Deutschland an 7 Universitäten, 3 Fachhochschulen und einigen bayerischen Fachakademien in 6 bis 9 Seme-
stern (Regelstudienzeit).

Daneben werden in einigen Bundesländern staatliche Prüfungen sowie
staatlich anerkannte Prüfungen der Industrie- und Handelskammern ab-
genommen.

An den Hochschulen werden folgende Disziplinen gelehrt:

• Übersetzen, Dolmetschen
• Übersetzungswissenschaft, Dolmetschwissenschaft
• Kulturwissenschaft
• Fachübersetzen
• Sachfach
• Terminologie
• Sprachdatenverarbeitung

Ein Teil der Ausbildung wird an ausländischen Partnereinrichtungen absolviert. Aktuelle Informationen zu den Hochschulen und ihrem Studienangebot unter:

http://dsb.uni-leipzig.de/~xlatio

Das gesamte Wirtschaftsleben und weite Teile des Alltags sind geprägt von Übersetzungs- und Dolmetschleistungen. Die Wettbewerbsfähigkeit von Unternehmen hängt langfristig oft entscheidend von der Qualität der Produktdokumentationen ab.

Übersetzen

Untersuchungen (Handbuch Translation 1998, 1) haben gezeigt, dass insbesondere der Umsatz der Übersetzungsbranche seit über 10 Jahren nahezu konstant um mindestens 11 % pro Jahr gestiegen ist. Dabei besteht in erster Linie Bedarf im Sprachenpaar deutsch-englisch, gefolgt von deutsch-französisch, danach kommen deutsch-italienisch und deutsch-spanisch (jeweils in beiden Richtungen, d.h. aus der bzw. in die jeweilige Fremdsprache). In internationalen Organisationen (z.B. der EU) kommen weitere Sprachen (z.B. Neugriechisch) hinzu.

Zur Zahl der verwendeten Arbeitsfremdsprachen haben Umfrageergebnisse ergeben, dass mehr als 3/4 der Übersetzer in zwei bzw. drei Sprachen (einschließlich der Muttersprache Deutsch) arbeiten; dabei bildet eine Fremdsprache in der Regel den Schwerpunkt. Übersetzungen in die Fremdsprache sind v.a. in diesem Falle möglich; in den übrigen Sprachkombinationen dominiert die Übersetzungsrichtung in die Muttersprache Deutsch.

Bezüglich der Textsorten ist festzustellen, dass das Übersetzen von Geschäftskorrespondenz, Benutzerinformationen und Gerichtssachen am häufigsten auftritt; belletristische Übersetzungen machen weniger als 1 % aus.

76 % der Übersetzer arbeiten vorwiegend oder ausschließlich auf technischen Gebieten (vgl. Kap. 4); auch die Stellenangebote (vgl. Handbuch Translation 1998, 11) weisen ähnliche Schwerpunkte auf. Daher haben ÜbersetzerInnen mit entsprechender Spezialisierung die besten Berufsaussichten.

Durch neue Formen der Arbeit wie Networking und Teleworking (z.B. durch das Internet mögliche Vernetzungen zwischen Übersetzern, Überprüfern, Systemoperatoren und ggfs. Auftraggebern) dürften Fähigkeiten zur Teamarbeit zunehmend an Bedeutung gewinnen (vgl. Handbuch Translation 1998, 349f).

Übersetzer arbeiten freiberuflich (etwa ein Drittel; Zahlen aus 1989) oder sind fest angestellt: als Angestellte in Wirtschaftsunternehmen (46 %), im öffentlichen Dienst oder bei der EU (13 %) und in Übersetzungsbüros (5 %).

Dolmetschen

Der Markt für fest angestellte Dolmetscher liegt vorwiegend im institutionellen Bereich: Auf nationaler Ebene sind dies v.a. Ministerien, an erster Stelle das Auswärtige Amt. Der Trend in diesen Beschäftigungsverhältnissen geht hin zur Mehrsprachigkeit, wobei Englisch als eine der Arbeitssprachen dabei sein sollte. Dolmetscher arbeiten aktiv, das heißt, sie dolmetschen auch in die Fremdsprache. Fest angestellte Dolmetscher werden auch zu Übersetzungsarbeiten herangezogen.

Der internationale Markt ist der größte Arbeitgeber für Konferenzdolmetscher. Zu nennen sind vor allem die EU (u.a. Europäische Kommission, Europaparlament, Europäischer Gerichtshof). Gefordert wird die Beherrschung von mindestens drei EU-Sprachen. Die Arbeit erfolgt fast ausschließlich in die Muttersprache.

Anders als im nationalen Bereich arbeiten die Dolmetscher nur im mündlichen Bereich. Zusätzliche Qualifikationen betreffen vor allem weitere, neu zu erwerbende Arbeitssprachen.

Der Markt für Freiberufler beschäftigt die weitaus meisten Dolmetscher. Das Auftragspotential liegt auf nationaler wie internationaler Ebene und betrifft vor allem Institutionen, Ministerien, Stiftungen sowie den privatrechtlichen Bereich von Wirtschaft und Gesellschaft.

Auf nationaler Ebene bietet sich ein kleiner institutioneller Markt (z.B. Ministerien) für punktuellen Spitzenbedarf – das so genannte progressive Outsourcing – u.U. auch, weil kein eigener Dolmetscherstab vorhanden ist. Es handelt sich um ein relativ kleines, aber im Wachsen befindliches Marktsegment.

Auf der Ebene der internationalen Institutionen liegt der größere Markt, dies betrifft v.a. den EU-Sektor. So betrug der Gesamtbedarf der EU-Organe an freiberuflichen Kollegen deutscher Muttersprache im Jahre 1996 ca. 13.100 Einsatz-Tage. Noch größer ist der Privatmarkt, der ca. 70 % der Beschäftigungsmöglichkeiten umfasst.

Trends: Der EU-Markt dürfte sich am stärksten entwickeln. Alle EU-Organe melden wachsenden Bedarf (allgemein und in einzelnen Sprachen) an; Gründe sind neu hinzugekommene Sprachen („Minderheitensprachen") – deren Bedarf noch lange nicht gedeckt ist. Andererseits wird durch die Verträge von Maastricht I und II eine Kompetenzerweiterung der EU-Organe bewirkt. Schließlich ist die noch nicht endgültig entschiedene Frage der kosteneffizientesten Sprachregelung für die einzelnen Organe zu erwähnen.

Strukturell kann in den nächsten 10 Jahren eine Verschiebung in der gewünschten Sprachkombination erfolgen: Während für Englisch, Französisch, Spanisch, Italienisch der Bedarf weitestgehend gedeckt ist, gibt es dringenden, in den nächsten Jahren anhaltenden Bedarf an Portugiesisch, Griechisch, Schwedisch, Finnisch (in geringerem Maße auch Niederländisch, Dänisch). Im Zuge der Osterweiterung der EU ist auch mit einer Erweiterung der Sprachenliste u.a. durch Polnisch, Tschechisch, Ungarisch zu rechnen.

Das gesuchte Idealprofil des EU-Dolmetschers ist also das eines vier oder noch mehr Sprachen beherrschenden Sprachgenies, wobei Englisch und Französisch immer dabei sein sollten.

Die Zukunft des nationalen und internationalen Privatmarktes stellt sich nicht so optimistisch dar. In den letzten 10 Jahren gab es Wachstumsraten von durchschnittlich 5 % für den gesamtdeutschen Markt; seit 1985 ist ein Abwärtstrend zu beobachten. Auffällig ist die starke Hinwendung zu Englisch als lingua franca.

Unter den neuen Formen hat das unter (1) erwähnte Mediendolmetschen zwar eine hohe Öffentlichkeitswirkung, sein mengenmäßiger Anteil am Dolmetschen insgesamt ist jedoch relativ gering.

3 Sprachlich-kommunikative Aufgaben – Anforderungsprofil

ÜbersetzerInnen/DolmetscherInnen verfügen über die Fähigkeit, Sprache(n) situationsgerecht einzusetzen (Texte verstehen, Absichten des Senders richtig interpretieren; zweck-, adressaten- und textsortengerechte Texte produzieren können). Sie benötigen explizites Wissen über kommunikative Strukturen und Muster (Sprechakte, Sprachgebrauchsnormen, Textsorten), Rezeptions- und Produktionsstrategien und deren Wirkung.

Als TranslationsexpertInnen sind sie verantwortungsbewusste, eigenständig denkende, tatkräftige Persönlichkeiten und übernehmen komplexe Vermittlungsaufgaben. Neben der Fähigkeit, Übersetzungsprobleme zu analysieren und zu lösen, können sie darüber hinaus ihr Vorgehen argumentativ vertreten.

Übersetzer und Dolmetscher sind in der Lage, auf der Grundlage einer schriftlichen bzw. mündlichen Informationsvorlage einen Text zu erstellen, der in einer anderssprachigen Kultur einen definierten Zweck erfüllt. Daher ist eine gute Übersetzung immer zweckgerecht; Qualität misst sich an der Zweckerfüllung.

Für Dolmetscher sind schnelles Verstehen, Analysieren, Zuordnen und Gewichten von Textinhalten und Informationen, die mündlich dargeboten werden, wesentlich; zugleich verfügen sie über die Fähigkeit, die verarbeiteten Informationen sicher und angemessen in der Zielsprache zu präsentieren.

Schließlich ist zu erwähnen, dass sich die Leistungen von Übersetzern/Dolmetschern nicht auf das reine Übersetzen/Dolmetschen beschränken, sondern auch die Beratung und Unterstützung der Auftraggeber betreffen, etwa bei der Anpassung von Texten an die jeweilige Zielgruppe und die Textsortenkonventionen, bei der Berücksichtigung kultureller Unterschiede und generell der Textoptimierung. Ebenso sind Leistungen auf dem Gebiet der Terminologie und der Organisation des Konferenzdolmetschens gefragt.

4 Linguistische Schwerpunkte

Voraussetzung für die Tätigkeit ist die souveräne Beherrschung der Muttersprache und der Arbeitsfremdsprachen; dabei fungiert die Sprache als Medium, als Mittel zum Zweck.

Die spezifische linguistische (sprachliche) Kompetenz umfasst implizite linguistische Fähigkeiten (z.B. Beherrschung des Wortschatzes, der Sprachsysteme und Stilmittel, sowohl der Mutter- als auch der Fremdsprachen) sowie explizites Wissen über die grammatischen und stilistischen Regeln. Hinzu kommen fachsprachliche Kompetenzen, die von der Beherrschung der jeweiligen Fachwortschätze bis zu spezifischen Fachtextstrukturen reichen.

Insbesondere Dolmetscher müssen in der Lage sein, sich rasch die notwendigen (sprachlichen) Kenntnisse anzueignen, die es ermöglichen, Texte zu Themen, die zu dolmetschen sind, zu bewältigen.

Übersetzer/Dolmetscher sollten über die Fähigkeit verfügen, Texte so zu formulieren, dass sie in allen relevanten Aspekten den zielsprachlichen Gepflogenheiten entsprechen.

Dabei ist zu betonen, dass linguistische Kompetenz nur eine Komponente innerhalb der translatorischen Kompetenz ausmacht, die zudem eng mit den anderen verwoben ist (vgl. Kap. 5). Sie ist nur ein Bestandteil der grundlegenden (inter-)kulturellen Kompetenz, ohne die Übersetzen und Dolmetschen als kulturelle Transferhandlungen nicht denkbar wären (vgl. Kap. 2).

5 Weitere für die Tätigkeit erforderliche Qualifikationen

Neben sprachlichem Wissen werden textrelevantes Sachwissen (einschließlich der Fähigkeit, sich solches in effektiver Form durch zielgerichtetes Recherchieren und Auswerten von themenbezogenen Texten zu beschaffen), Kenntnisse und Fähigkeiten zur Nutzung computergestützter Arbeitsmittel, zu professioneller Organisation der Arbeitsabläufe, zur Anwendung und Begründung professioneller Qualitätsmaßstäbe benötigt.

Übersetzer/Dolmetscher verfügen über die Kompetenz, textspezifisch geeignete Übersetzungsstrategien und Arbeitsmittel auftragsgerecht und qualitätsorientiert einzusetzen.

Dolmetscher beherrschen alle Dolmetschtechniken, v.a. das Simultan- und Konsekutivdolmetschen (wichtig auf Konferenzen); des Weiteren das Verhandlungs- und Flüsterdolmetschen.

Zur übersetzerischen Kompetenz gehört die Fähigkeit, die für den Übersetzungsauftrag relevanten Informationen aus dem Ausgangs-Text zu entnehmen und nach Bedarf im Ziel-Text funktionsgerecht wiedergeben zu können (= implizite Kompetenz).

Die explizite übersetzerische Kompetenz betrifft das Verfügen über Übersetzungskonzepte, -methoden und -strategien (u.a. zum Erkennen und Lösen von Übersetzungsproblemen) sowie über Strategien zur Bewertung von Übersetzungen.

Speziell beim Konferenzdolmetschen ist die Fähigkeit relevant, auch bei längeren Textpassagen jeweils alle Informationen unter anderem mit Hilfe spezieller Notizentechnik verfügbar zu haben und anschließend mit den richtigen Nuancen und Details in angemessener Form wiederzugeben.

Beim Simultandolmetschen geht es darum, unter Zeitdruck eine Rede zu verstehen und gleichzeitig in der Zielsprache wiederzugeben, wofür entsprechende Strategien (vorauseilendes Verstehen, Erkennen und Strukturieren von Hauptaussagen und Kontrollieren des eigenen Vortrags) entwickelt werden.

Die verschiedenen Dolmetscharten stellen je spezielle Anforderungen an Gedächtnis und Konzentration. Dolmetscher sollten physisch und psychisch belastbar sein. Weitere Anforderungen betreffen die Mobilität und die Bereitschaft zur Arbeit im Team (z.b. beim Konferenzdolmetschen). Schließlich erfordert die Tätigkeit als Übersetzer/Dolmetscher eine hohe soziale, kulturelle und interkulturelle Kompetenz. Sie umfasst sowohl implizites (soziales und kulturelles Verständnis und Verhalten betreffend) wie explizites Wissen über gesellschafts- oder kulturbedingte Regeln und Unterschiede (Lebensumstände, Werte, Normen, Gewohnheiten, Haltungen, Gefühle, Vorurteile, Intentionen, Handlungsmotive u.a.m.).

6 Veranschaulichung

Dolmetsch-Beispiel
(Nach Marianne Lederer "La traduction simultanée" in: Danica Seleskovitch / Marianne Lederer: "Interpréter pour traduire", Paris 1984, S. 147.)

Das Beispiel zeigt den Beginn einer Sequenz beim Simultandolmetschen (1 Zeile ≅ 3 Sekunden), Dabei ist besonders interessant, dass der Dolmetscher (Int.) stellenweise Gedankengänge des Sprechers (O.) antizipiert.

```
⌈   O. ...........JA, MEINE HERREN, DANN STELL'ICH IM AUGENBLICK FOL-   ⌉
⌊   Int..............................................................................................   ⌋

⌈   O. GENDES FEST : ...............................................DIE SNCF HAT EINEN   ⌉
⌊   Int. ......................................................alors, je constate la chose suivante,   ⌋

⌈   O. ...............................BEGRÜNDETEN ...........UND ...............   ⌉
⌊   Int. Messieurs, ...................................................La SNCF a présen-   ⌋

⌈   O. ......ÜBERZEUGENDEN .........................................................ANTRAG   ⌉
⌊   Int. té une demande .....................motivée................et.................................   ⌋

⌈   O. ................GESTELLT ............................................... ⌉
⌊   Int. convaincante ...........................................................   ⌋
```

7 Literatur und weitere Hinweise

Amman, M. (1995): Kommunikation und Kultur. Dolmetschen und Übersetzen heute. Eine Einführung für Studierende. Thw (translatorisches

BDÜ (1988): „Berufsbild für Übersetzer, Dolmetscher und verwandte Fremdsprachenberufe." Mitteilungsblatt für Dolmetscher und Übersetzer (MDÜ), Sonderdruck 4.

Koordinierungsausschuss „Praxis und Lehre" (KA) (1998): Übersetzer und Dolmetscher. Bonn: BDÜ.

Krollmann, F. (1992): Dolmetscher/Dolmetscherin, Übersetzer/ Übersetzerin. Blätter zur Berufskunde. Herausgegeben von der Bundesanstalt für Arbeit in Nürnberg. Achte Auflage, Bielefeld: Bertelsmann.

Handbuch Translation (1998): Hrsg.: *Snell-Hornby*, M./*Hönig*, H.G./ *Kußmaul*, P./*Schmitt*, P.A. Tübingen: Stauffenburg (Darin insbesondere Teil A : Berufspraxis und Ausbildung : Was machen Übersetzer/Dolmetscher? S. 1-36.)

Verbände:

BDÜ – Bundesverband der Dolmetscher und Übersetzer e.V.
Rüdigerstraße 79a, D-53179 Bonn
Tel.:   0228/345000   Internet: www.bdue.de
Fax: 0211/4921758

VDÜ – Verband der Schriftsteller, Bundessparte Übersetzer
Appellhofplatz 1, D-50667 Köln

VÜD – Verband der Übersetzer und Dolmetscher Berlin e.V.
Hufelandstraße 46, D-10407 Berlin

8 Sprachunterricht

Michael Becker-Mrotzek

1 Beschreibung des Tätigkeitsfeldes

Mit einer linguistisch-didaktischen Ausbildung stehen zwei große Tätigkeitsfelder zur Verfügung: der Schuldienst und der außerschulische Sprachunterricht. Sprachunterricht wird in der Mutter- und Fremdsprache für alle Altersstufen und verschiedene Zwecke erteilt. Die konkrete Tätigkeit ist abhängig von der Institution, die den Unterricht anbietet. Voraussetzung für eine Beschäftigung im Schuldienst ist ein Lehramtsstudium einer Sprache in Verbindung mit einem weiteren Fach. Außerhalb der Schule kann Sprachunterricht auch nach einem Magisterstudium erteilt werden, etwa mit einem Schwerpunkt in Deutsch als Fremdsprache.

a) LehrerIn im Schuldienst

Die SprachlehrerInnen im Schuldienst haben aus linguistischer Sicht die zentrale Aufgabe, die sprachlich-kommunikativen Kompetenzen sowie fremdsprachlichen Kenntnisse der SchülerInnen so zu fördern, dass diese ihre beruflichen Aufgaben angemessen erfüllen können. Die Entwicklung hin zu einer wissensorientierten Produktionsweise wird erhöhte und neue Anforderungen an die sprachlichen Fertigkeiten stellen; ein Beispiel hierfür ist die rasant wachsende Bedeutung des Computers und Internets in vielen Berufen. Darüber hinaus zeigen die nicht verstummenden Klagen über mangelnde schriftliche und mündliche Fertigkeiten aller Schulabgänger – von der Grundschule über die Hauptschule bis zum Gymnasium – die Bedeutung, die Ausbilder und Arbeitgeber diesem Bereich zumessen. Die Entscheidung der Kultusminister, das Gewicht der Unterrichtsfächer Deutsch und Fremdsprachen zu stärken, kann als Reaktion auf diese Entwicklungen verstanden werden.

Größter Arbeitgeber sind hier die staatlichen Schulen, wo neben Deutsch insbesondere Englisch, Französisch und Latein unterrichtet werden; daneben finden sich immer mehr Schulen, die auch andere Sprachen wie Spanisch, Italienisch oder Russisch anbieten; in Grenzregionen häufig auch die Sprache des Nachbarlandes. Eine besondere Form ist der muttersprachliche Unterricht für Migrantenkinder, der häufig von Muttersprachlern erteilt wird. Die übliche Beschäftigungsform in diesem Bereich ist die Übernahme in ein lebenslanges Beamtenverhältnis, dem eine Referendar- und Probezeit vorausgeht. Um Kosten zu sparen, werden LehrerInnen jedoch häufig zunächst nur befristet oder mit verringerter Stundenzahl eingestellt. Ebenso finden sich zunehmend auch Beschäftigungen im Angestelltenverhältnis.

b) SprachlehrerIn bei weiteren Trägern

Neben dem Schuldienst bieten kommerzielle Sprachschulen, öffentliche und private Bildungseinrichtungen wie Volkshochschulen und Bildungswerke Sprachkurse für spezielle Gruppen an:

* Deutsch als Zweitsprache-Kurse (DaZ) richten sich an dauerhaft in Deutschland lebende Menschen mit einer anderen Muttersprache, etwa erwachsene Migranten.
* Deutsch als Fremdsprache-Kurse (DaF) sind hiervon zu unterscheiden; sie richten sich an Ausländer, die Deutsch lernen wollen, etwa Geschäftsleute, ausländische Studierende in Deutschland oder Sprachinteressierte im Ausland. Solche Kurse vermitteln neben den reinen Sprachkenntnissen häufig weitere spezielle Kenntnisse, etwa landeskundlicher oder kultureller Art (vgl. Kap. 2/Interkulturelle Kommunikation). DaF-Kurse werden sowohl in Deutschland, etwa von den Sprachenzentren der Universitäten, als auch im Ausland angeboten, vor allem von den Goethe-Instituten.

Träger solcher Kurse sind öffentliche, kirchliche und private Bildungswerke wie das Goethe-Institut oder die Carl-Duisberg-Stiftung, aber auch kommerzielle Anbieter. Des Weiteren beschäftigen auch mittlere und größere Firmen SprachlehrerInnen, die im Rahmen von Sprachkursen oder in Form von Einzelunterricht für Führungskräfte betrieblich notwendige Fremdsprachenkenntnisse vermitteln oder verbessern sollen. Neben wenigen Festangestellten überwiegen hier Honorartätigkeiten, oft in neben- oder freiberuflicher Tätigkeit. Im Bereich der Fremdsprachen findet sich eine ähnliche Angebotsstruktur wie im DaF-Bereich (vgl. hierzu Kap. 2).

Des Weiteren sind hier Angebote für Deutschsprachige mit besonderen Schwierigkeiten oder Interessen zu nennen:

* Legastheniekurse richten sich an lese-rechtschreib-schwache SchülerInnen (LRS bzw. Legasthenie); sie werden von städtischen Einrichtungen, privaten Trägern (Bundesverband Legasthenie) oder kommer-

ziellen Unternehmen angeboten; vielfach sind hier auch Psychologen und Pädagogen tätig.
• Alphabetisierungskurse richten sich an sog. funktionale Analphabeten im Jugend- oder Erwachsenenalter, sie werden häufig von Honorarkräften an Volkshochschulen durchgeführt.

Ein relativ neues Feld bilden die verschiedenen Arten von Schreibseminaren und -werkstätten, häufig berufs- oder ausbildungsbegleitend:

• Therapeutische Angebote richten sich an Menschen mit erheblichen Problemen, etwa zur Überwindung von Schreibhemmungen oder zur Bearbeitung psychischer Krisen; Träger sind häufig Hochschulen oder angegliederte Einrichtungen.
• Seminare zur Ausbildung spezieller Schreibfertigkeiten wie Textverständlichkeit oder wissenschaftliche Textproduktion, etwa für Studierende (vgl. Kap. 1, Punkt 1a).
• Eher Nischencharakter haben Kurse mit speziellen Themen wie Rechtschreibung oder Sprachgeschichte.
• Ein besonderes Arbeitsfeld stellt der Nachhilfemarkt dar; hier haben sich neben den Privatschulen sog. Franchise-Unternehmen entwickelt, die Lizenzen vergeben, mit denen dann ein eingeführter Name und Unterrichtsmaterialien verwendet werden dürfen.

2 Einschätzung der Berufschancen

a) Schuldienst

Größter Arbeitgeber sind die staatlichen Schulen sowie die Ersatzschulen in privater Trägerschaft; hier sind in Deutschland z.Z. insgesamt ca. 720.000 LehrerInnen beschäftigt. Die Einstellungschancen lassen sich nur schwer vorhersagen, weil wesentliche Faktoren des künftigen Lehrerbedarfs, wie die demographische Entwicklung, die Klassengröße, Lehrerarbeitszeit, Stundentafel und Schuldauer, in der aktuellen politischen Situation unter dem Gesichtspunkt der Einsparungsmöglichkeiten diskutiert werden. Die konkreten Einstellungschancen sind in den alten und neuen Bundesländern aufgrund der gegenläufigen demographischen Entwicklungen sehr unterschiedlich. Nach einer Studie von Klemm (1998) ergibt sich folgende Prognose: Unter der Annahme, dass die bis zum Jahre 2010 stark ansteigenden Schülerzahlen durch Mehrarbeit u.Ä. mit der gleichen Lehrerzahl wie bisher unterrichtet werden, ergibt sich ein jährlicher Einstellungsbedarf für ausscheidende Lehrer in Höhe von ca. 20.000 vollen

Stellen; aufgrund von Teilzeitarbeit werden dafür ca. 22.000 Personen eingestellt werden können. Für die neuen Bundesländer ergibt sich aufgrund des enormen Geburtenrückgangs nach 1989 eher ein Überschuss an Lehrern; ein kleiner Einstellungskorridor ist nur dann zu erwarten, wenn aufgrund von Sonderprogrammen mehr Lehrer als erwartet vorzeitig ausscheiden.

Die Einstellungschancen in den alten Ländern ergeben sich nun aus der Zahl der Bewerber je Schulform und Unterrichtsfach. Betrachtet man alle Lehrämter zusammen, dann werden sich im Jahre 2005 um die ca. 21.000 freien Stellen etwa 33.000 Personen bewerben; das entspricht einer Einstellungschance von ca. 63 %. Die einzige Ausnahme in allen Bundesländern sind die berufsbildenden Schulen; hier besteht sogar ein Mangel an Bewerbern. Den ca. 4.600 Stellen werden lediglich 1.700 Bewerber gegenüberstehen; das entspricht einer Einstellungschance von ca. 264 %.

Betrachtet man nun die Einstellungschancen in den einzelnen Fächern, so zeigt sich, dass die sprachlichen Fächer Deutsch, Englisch und Französisch fast in allen Lehrämtern und Bundesländern von den Studienanfängern zu häufig gewählt werden, d.h., gerade hier wird es mehr Bewerber als Stellen geben. Bedarf besteht dagegen u.a. in den Naturwissenschaften und den musischen Fächern, so dass Sprachinteressierte das andere Fach sehr sorgfältig wählen sollten. Gerade vor diesem Hintergrund soll dieses Buch alternative Beschäftigungsmöglichkeiten aufzeigen. Das Bruttoeinkommen ist abhängig vom gewählten Lehramt und liegt zwischen 4.500 DM und 5.500 DM für Berufsanfänger.

Die weitere Entwicklung der Berufschancen hängt jedoch auch davon ab, inwiefern es gelingt, die Öffentlichkeit davon zu überzeugen, dass die unter (1) genannten Aufgaben nur von linguistisch gut ausgebildeten LehrerInnen kompetent wahrgenommen werden können. Das wird in dem Maße gelingen, wie Lehramtsstudierende auf diese Aufgaben in ihrem Studium vorbereitet werden (vgl. Kap. 4 zu Studienschwerpunkten).

Aktuelle Zahlen und Einschätzungen finden sich auf der Homepage des Zentrums für Lehrerbildung der Universität Bielefeld, u.a. auch mit zahlreichen Links zu entsprechenden Prognosen der Kultusministerien:
www.zfl.uni-bielefeld.de/am_schule/am_schule.html.

b) Außerschulischer Sprachunterricht

Der Markt für Sprachunterricht ist nach übereinstimmender Auskunft von Gewerkschaften und Fachverbänden ausgesprochen unübersichtlich. Es existieren keine verlässlichen Angaben über die Zahl der Anbieter und

Beschäftigten. Denn die meisten der hier Tätigen arbeiten in der Regel für mehrere Anbieter, so dass es nur sehr schwer möglich ist, Zahlen über die hier Beschäftigten zu ermitteln. Legt man die Angaben einzelner Studien[17] und von Fachverbänden zugrunde, kann man von 15.000 bis 20.000 Lehrkräften ausgehen. Hiervon sind ca. 10 % fest angestellt, die Übrigen arbeiten auf Honorarbasis. Die Verdienstmöglichkeiten im Angestelltenverhältnis liegen zwischen ca. 2.500 und 5.000 DM; die Honorare für freiberufliche SprachlehrerInnen betragen durchschnittlich nach wie vor ca. 30 DM/Stunde, von denen jedoch noch alle Steuer- und sonstigen Abgaben abgehen.

Linguistisch und didaktisch ausgebildete Absolventen treten auf diesem Markt – abgesehen von einigen wenigen Bereichen – nicht in Konkurrenz zu anderen Berufsgruppen. Allerdings ist das Angebot an entsprechend ausgebildeten LinguistInnen groß und die Nachfrage – aus den bekannten Gründen des öffentlichen Sparens – schwankend. Grundsätzlich gilt jedoch, dass eine gründliche linguistische und didaktische Ausbildung gute Voraussetzungen bietet, um hier erfolgreich zu sein.

3 Sprachlich-kommunikative Aufgaben

Die Aufgaben von SprachlehrerInnen bestehen ganz allgemein darin, die unter (1) genannten sprachlich-kommunikativen Lernprozesse anzuregen und zu steuern. Die Lernenden sollen sich sprachliche Kenntnisse und Fertigkeiten aneignen, indem sowohl theoretische Einsichten in sprachliche Strukturen und Funktionen (Grammatik, Orthografie, Textstrukturen, Gesprächsformen) als auch konkretes sprachliches Handeln in praktischen Übungen vermittelt werden. Dazu gehört auch, sprachliche Fehler nicht nur zu bemerken, sondern auch als Indiz für den Lernprozess richtig einzuschätzen, um angemessene Lernanregungen geben zu können.

a) Schuldienst

Die Aufgaben im Schuldienst hängen sehr stark vom Schultyp und von der unterrichteten Sprache ab. Zu den Hauptaufgaben der GrundschullehrerInnen gehört der Schriftspracherwerb, d.h. die Einführung in die geschriebene Sprache. Hier werden die Grundlagen für die weitere Sprachlernbiographie gelegt; insofern kommt diesem Bereich eine zentrale Bedeutung zu. In der Sekundarstufe I geht es dann verstärkt um die Förde-

---

17 Dröll (1994) und Bundesministerium für Arbeit und Soziales (Hrsg.) (1998).

rung der komplexeren sprachlichen Fertigkeiten wie beispielsweise eigenständige Textproduktion und kritische Sprachanalyse. In der gymnasialen Oberstufe dominiert heute noch die Beschäftigung mit Literatur; studien- und berufsvorbereitende Qualifizierungen wie das heuristische (wissenserzeugende) Schreiben oder die mündliche Präsentation von Arbeitsergebnissen kommen dagegen eher zu kurz. Im berufsbildenden Schulwesen geht es verstärkt um die Vermittlung berufsbezogener Fertigkeiten, wie beispielsweise Interessen zu vertreten und zu verhandeln oder fachliche Texte zu verstehen bzw. zu verfassen.

Neben den unterrichtlichen Aufgaben gibt es zahlreiche weitere, etwa die Beratung von SchülerInnen und Eltern, die Mitarbeit in Schulgremien oder die Übernahme von Funktions- und Leitungsstellen. Eine weitere schulspezifische Aufgabe sind das Beurteilen und das Erteilen von Zensuren und ihre kommunikative Vermittlung, entweder als schriftliche Begründung oder im Gespräch.

Für den fremdsprachlichen Unterricht ergeben sich im Prinzip ähnliche Aufgaben; zusätzlich stellt sich hier das Problem, dass der Fremdspracherwerb weitgehend ohne den sprachlich-kulturellen Kontext auskommen muss, was die Einübung der sprachlichen Fertigkeiten erschwert. Gerade in diesem Bereich bieten die Neuen Medien, beispielsweise in Form von Lernsoftware oder des Internets, qualitativ neue didaktische Möglichkeiten (vgl. Kap. 5).

b) Sprachunterricht

Im außerschulischen Sprachunterricht sind keine grundsätzlich anderen sprachlich-kommunikativen Aufgaben zu bewältigen; der wesentliche Unterschied zum Schuldienst liegt in einer weitergehenden Spezialisierung. Wer beispielsweise Legasthenie- oder Alphabetisierungskurse durchführt, muss neben gründlichen Kenntnissen etwa zur Schrift und Phonologie zusätzliche pädagogische und psychologische Kenntnisse haben. Wer Fremdsprachenkurse für Manager oder Techniker erteilt, muss etwa die spezifische Fachsprache oder die beruflichen Kontexte kennen.

Für beide Bereiche sind folgende Qualifikationen erforderlich:

• gute Kenntnisse der sprachlichen Teilsysteme, insbesondere Orthografie, Grammatik, Textlinguistik, mündliche Kommunikation
• gute sprachdidaktische Kenntnisse, insbesondere der sprachlichen Lern- und Entwicklungsprozesse und der Lehr-Lernmethoden.

4 Linguistische Schwerpunkte

Verschiedene Erhebungen, beispielsweise des Germanistenverbandes, zeigen, dass bei Absolventen und Referendaren insbesondere im Bereich der sprachlich-didaktischen Qualifikationen Lücken beklagt werden – und zwar auch von den Betroffenen selbst. Dazu zählen fehlende Grammatikkenntnisse ebenso wie Mängel bei Präsentationstechniken, der Gesprächsführung oder Schreibanleitung. Die Gründe hierfür liegen u.a. darin, dass es an den Hochschulen vielfach immer noch an einer anwendungsorientierten Forschung und Lehre für die Lehrerausbildung fehlt; insbesondere das linguistische und sprachdidaktische Angebot ist zu gering. Die Ausbildung erfolgt im Rahmen der traditionellen philologischen Fächer (Germanistik, Anglistik, Romanistik etc.), die häufig durch eine Dominanz an literaturwissenschaftlichen Studieninhalten geprägt sind.

Daraus und aus den unter (3) genannten Aufgaben von SprachlehrerInnen leitet sich die Empfehlung ab, einen deutlich linguistisch-sprachdidaktischen Studienschwerpunkt mit folgenden Themen zu setzen:

- linguistische Grundlagen der Sprach- und Kommunikationsanalyse (Semantik und Grammatik einschließlich Orthografie, Pragmatik, Spracherwerb)
- Textlinguistik und Schreibforschung
- linguistische Gesprächsforschung
- Sprachdidaktik (Funktion von Fehlern, Sprachentwicklung und sprachliche Lerntheorien, Unterrichtsmethoden und -medien).

Da die eigene Lehrkompetenz stark beeinflusst wird durch die eigenen Lernerfahrungen, empfiehlt es sich, neben den traditionellen Lehrveranstaltungen (Vorlesungen, Seminare) insbesondere solche zu besuchen, die neue Vermittlungsformen *anwenden* und das eigenständige Lernen unterstützen. Hierzu gehören etwa Projektstudien, Lehr-Forschungs-Seminare, Lernwerkstätten oder computergestützte Selbstlernprogramme.

5 Weitere für die Tätigkeit erforderliche Qualifikationen

Für die Tätigkeit als SprachlehrerIn sind neben den linguistisch-didaktischen Fähigkeiten weitere erforderlich, die sich jedoch je nach Beschäftigungsfeld unterscheiden.

a) Schuldienst

Eine Tätigkeit im Schuldienst erfordert neben den unterrichtsbezogenen fachlichen Kenntnissen auch organisatorische, pädagogische und kommunikative Fertigkeiten. Denn neben der Wissensvermittlung gehört die Erziehungsarbeit ebenfalls zu den zentralen Lehreraufgaben. Folgende Qualifikationen sind daher empfehlenswert:

* pädagogische Fertigkeiten, etwa für den Umgang mit schwierigen SchülerInnen
* gute Computerkenntnisse (Unterrichtsvorbereitung, Informationsbeschaffung)
* Arbeitsorganisation und Zeitplanung
* Beratungskompetenz
* Teamfähigkeit (Konferenzen, Klassenleitung).

b) Sprachunterricht

Für einen Einstieg in dieses Berufsfeld und die notwendigen Zusatzqualifikationen gilt das Gleiche wie im Kap. 1 Gesagte.

6 Literatur und weitere Hinweise

a) Literatur zum Lehrerberuf

Bundesanstalt für Arbeit (Hrsg.) (1997): Germanist/Germanistin. blätter zur Berufskunde. Bielefeld.

Bundesanstalt für Arbeit (Hrsg.) (1998): Lehrer/Lehrerin an Grund- und Hauptschulen (Primarstufe und Sekundarstufe I). blätter zur Berufskunde. Bielefeld.

Bundesanstalt für Arbeit (Hrsg.) (1993): Lehrer/Lehrerin an Realschulen oder an der Sekundarstufe I oder Haupt- und Realschulen. blätter zur Berufskunde. Bielefeld.

Bundesanstalt für Arbeit (Hrsg.) (1996): Lehrer/Lehrerin an Gymnasien. blätter zur Berufskunde. Bielefeld.

Bundesanstalt für Arbeit (Hrsg.) (1997): Neusprachlicher Philologe/Neusprachliche Philologin (Anglistik, Romanistik). blätter zur Berufskunde. Bielefeld.

Bundesministerium für Arbeit und Soziales (Hrsg.) (1998): Evaluation der Sprachförderung Deutsch für ausländische Arbeitnehmer. Forschungsbericht Nr. 274.

Dröll, H. (1994): Der Sprachschulmarkt in Frankfurt am Main. Max-Traeger-Stiftung.

Gudjons, H. (1997): Didaktik zum Anfassen. Lehrer/in-Persönlichkeit und lebendiger Unterricht. Bad Heilbrunn.

Klemm, K. (1998): Der Teilarbeitsmarkt Schule in Deutschland bis zum Schuljahr 2010/11. Essen.
[www.zfl.uni-bielefeld.de/am_schule/agklemm/lehrerbe.html]

Lange, G./*Neumann*, K./*Ziesenis*, W. (Hrsg.) (1994): Taschenbuch des Deutschunterricht. Grundlagen und Praxis des Sprach- und Literaturunterrichts. Bd.1: Grundlagen, Sprachdidaktik, Mediendidaktik. Bd. 2: Literaturdidaktik: Klassische Form, Trivialliteratur, Gebrauchstexte. 5. Auflage. Hohengehren.

b) Informationsquellen zu Bildung und Schule im Internet

Ministerien u.a.

- Baden-Württemberg: Ministerium für Kultur, Jugend und Sport:
  www.kultusministerium.baden-wuerttemberg.de/
  Schulseite mit Hinweisen zur Einstellungspolitik:
  www.leu.bw.schule.de/berat/berufsziel/Einstellungschancen.htm
- Bayern: Staatsministerium für Unterricht und Kultus:
  www.stmukwk.bayern.de/index1.html
  Schulseite mit Hinweisen zur Einstellungspolitik:
  www.stmukwk.bayern.de/statist/lehrprog/index.html
- Hessen: Kultusministerium:
  www.bildung.hessen.de/anbieter/km/index.htm
  Schulseite mit Hinweisen zur Einstellungspolitik:
  www.bildung.hessen.de/lehrer/einstell/index.htm
- Nordrhein-Westfalen: Ministerium für Schule und Weiterbildung, Wissenschaft und Forschung:
  www.mswwf.nrw.de/start.html
  Schulseite mit Hinweisen für LehrerInnen:
  www.mswwf.nrw.de/navi/navisw.html
- Rheinland-Pfalz: Ministerium für Bildung, Wissenschaft und Weiterbildung:
  www.mbww.rpl.de
  Schulseite mit Hinweisen zur Einstellungspolitik:
  www.mbww.rpl.de/studinfo/berufsau.htm

- Thüringen: Kultusministerium:
  www.thueringen.de/tkm/index.html
  Schulseite mit Hinweisen zur Einstellungspolitik:
  www.thueringen.de/tkm/hauptseiten/grup_statist/zahlentw.htm
- Kultusministerkonferenz (KMK): Die Ständige Konferenz der Kultusminister der Länder in der Bundesrepublik Deutschland ist ein Zusammenschluss der für Bildung und Erziehung, Hochschulen und Forschung sowie kulturelle Angelegenheiten zuständigen Minister bzw. Senatoren der Länder. Sie bemüht sich um eine gewisse Vereinheitlichung der Regelungen in Schule und Hochschule. Die Seite enthält ein Verzeichnis aller Kultusministerien:
  www.kmk.org
  Anschrift: Lennéstr. 6; 53113 Bonn. Tel.: 0228 / 501-0

Goethe-Institut
Helene-Weber-Allee 1, 80637 München
Tel.:   089/159 21-0   Internet: www.goethe.de

Bildungsserver

- Schulnetz: www.schulweb.de
- Deutscher Bildungsserver: www.dbs.schule.de
- Zentrum für Lehrerbildung der Universität Bielefeld mit bundesweiten Informationen und Links zu den Einstellungsverfahren der Bundesländer für Lehrer:
  www.zfl.uni-bielefeld.de/am_schule/am_schule.html
- Pädagogische Arbeitsstelle für Erwachsenenbildung in Baden-Württemberg:
  Internet: www.s.shuttle.de/pae

Berufs- und Fachverbände

Der Internationale Deutschlehrerverband:
Anschrift: s. bei den unten angeführten Einzelverbänden
Internet: www.wlu.ca/~wwwidv

Deutscher Germanistenverband; Fachgruppe der Deutschlehrerinnen und Deutschlehrern:
Anschrift: Die Adressen des Geschäftsführenden Vorstandes finden sich auf der Homepage
Internet: www.germanistik.fu-berlin.de/~dgv/index.htm

Fachverband Deutsch als Fremdsprache (FaDaF):
Hüfferstr. 27, 48149 Münster
Tel.: 0251/83-32045   Internet: www.fadaf.de

Gewerkschaft Erziehung und Wissenschaft (GEW):
Reifenberger Str. 21, 60489 Frankfurt/M.
Tel.: 069/78973-0   Internet: www.gew.de/www/home.html

Verband Bildung und Erziehung (VBE):
Anschrift: Die Adressen der Landesverbände finden sich auf der Homepage Internet: www.vbe.de

Anhang: Literatur, Web-Adressen und Informationen zur Linguistik

- **Berufsverbände und Foren**

Deutscher Anglistenverband,
1. Vors. Prof. Dr. Stephan Kohl, Institut für Anglistik und Amerikanistik
Universität Würzburg, Am Hubland, 97074 Würzburg
Tel.: (09 31) 8 88 56 57   E-Mail: enph030@mail.uni-wuerzburg.de
Fax: (09 31) 8 88 56 74

Deutsche Gesellschaft für Sprachwissenschaft (DGfS)
1. Vors. Prof. Dr. Angelika Redder, Institut für Deutsch als Fremdsprache
der Ludwig-Maximilians-Universität, Ludwigstraße 27/I, 80539 München
Tel.: (0 89) 21 80 21 16   E-Mail: redder@daf.uni-muenchen.de

Deutscher Germanistenverband
Vors. Prof. Dr. Hartmut Kugler, Mitglieder: 2507 Personen, Institut für
Germanistik, Universität Erlangen-Nürnberg, Bismarckstr. 1,
91054 Erlangen
Tel.: (0 91 31) 85 24 18   E-Mail: htkugler@phil.uni-erlangen.de
Fax: (0 91 31) 85 69 97
www.germanistenverband.de

Gesellschaft für Angewandte Linguistik (GAL e.V.)
Martin-Luther-Universtität Halle, Germanistisches Institut, Luisenstr. 2,
06099 Halle/ S. (Geschäftsstelle)
Tel.: (03 45) 5 52 36 11   E-Mail: gal@germanistik.uni-halle.de
Fax: (03 45) 5 52 71 07
www.germanistik.uni-halle.de/gal/welcome.htm

Gesellschaft für deutsche Sprache (GfdS)
Spiegelgasse 13, 65183 Wiesbaden
Tel.: (06 11) 9 99 55 16   E-Mail: ds.gfds@t-online.de
www.geist.spacenet.de/gfds/verlag-d.html

Deutscher Romanistenverband (DRV)
Vors. Prof. Dr. Wulf Oesterreicher, Presse und ÖA: Prof. Dr. Thomas
Krefeld, Institut für Roman. Philologie, Ludwigstr. 25, 80539 München

Tel.: (0 89) 21 80 34 26, -34 17, 22 89
Fax: (0 89) 80 35 35

Eine ausführliche internationale Auflistung linguistischer Vereine, Verbände und Institute bietet ‚Linguistic Associations‘ in der *Linguist List:*
www.sfs.nphil.uni-tuebingen.de/linguist/associations.html

• **Web-Server zur Linguistik**

Gesprächsforschung.de
Webangebot mit Personen, Projekten, Tagungen, einem Forum, Institutionen, Bibliothekslinks und einer Mailliste zur Gesprächsforschung
www.gespraechsforschung.de

Linguist List
Weltweit umfangreichstes Webangebot zur internationalen Sprachwissenschaft mit Informationen zu AutorInnen, Tagungen, Forschungsprojekten, Maillisten, Software, Link-Listen und zahlreichen Datenbanken (englischsprachig)
www.sfs.nphil.uni-tuebingen.de/linguist

Linguistik-Server Essen (LINSE)
deutschsprachiger Linguistik-Server mit Aufsätzen, Rezensionen, Literaturlisten, Seminararbeiten, Lernsoftware, Unterrichtsmaterialien, Link-Listen, Mailingliste, Diskussionsforen, Zeitschriften sowie des Arbeitskreises Angewandte Gesprächsforschung.
www.linse.uni-essen.de

Summer Institute of Linguistics (SIL)
Webseite des Instituts, das seit über 50 Jahren an der Erforschung, Förderung und Weiterentwicklung (meist schriftlich nicht dokumentierter) Minderheitensprachen arbeitet. Aus dem Angebot: Links zur Feldforschung, (Online-)Publikationen, Software (u.a. Zeichensätze) und Topical Links. (englischsprachig)
www.sil.org

University of Rochester
Knapp 500 Adressen mit Uni-Instituten, Mailing-Listen, Zeitschriften und Newsletters zur Linguistik. (englischsprachig)
www.ling.rochester.edu/linglinks.html

Virtual Library: Linguistics
Sehr umfangreiche, allerdings nicht durchweg systematisch ausgewählte

Sammlung von Links zur internationalen Linguistik. (englischsprachig)
www.sultry.arts.usyd.edu.au/links/linguistics.html

Eine ausführlich kommentierte Link-Sammlung zur Linguistik in gedruckter Form findet sich in der Zeitschrift *Sprache und Datenverarbeitung* Bd. 23 (1999), H. 1.

Weitere linguistische Web-Adressen sind beschrieben in: Cölfen, Elisabeth/ Cölfen, Hermann/ Schmitz, Ulrich (1997): Linguistik im Internet. Mit CD-ROM. Das Buch zum Netz. Opladen.

• Forschungseinrichtungen

Institut für Deutsche Sprache (IDS)
Postfach 10 16 21, 68016 Mannheim
Tel.: (06 21) 1 58 10   E-Mail: trabold@ids-mannheim.de
www.ids-mannheim.de

Max Planck Institute for Evolutionary Anthropology, Leipzig
     www.eva.mpg.de

Max Plank Institute for Psycholinguistics, Nijmegen
     www.mpi.nl/world/index.html

• Sammlungen von Texten und Gesprächen (Korpora)

Bayrisches Archiv für Sprachsignale (BAS)
     www.phonetik.uni-muenchen.de/BAS/BASHomedeu.html

British National Corpus (BNC)
     info.ox.ac.uk/bnc/index.html

Child Language Data (CHILDES)
     http://childes.psy.cmu.edu

Deutsches Spracharchiv

     (Verzeichnis aller am IDS Mannheim verfügbaren Korpora gesprochener Sprache)
     www.ids-mannheim.de/dsav

Handbook of Standards and Resources for Spoken Language Systems
     (umfassender Überblick über Korpora und Korpus-Techniken)
     http://coral.lili.uni-bielefeld.de/Classes/eagbook/eagbook.html

Institut für Deutsche Sprache Mannheim (Cosmas)
www.ids-mannheim.de/kt/cosmas.html

Institut für Phonetik und digitale Sprachverarbeitung, Kiel
www.ipds.uni-kiel.de

Lingustic Annotation des *Linguistic Data Consortium*
(Umfangreiche Sammlung von Links zu Korpora gesprochener und
geschriebener Sprache)
www.ldc.upenn.edu/annotation

Thesaurus Indogermanischer Text- und Sprachmaterialien (TITUS),
Frankfurt
http://titus.uni-frankfurt.de

- **Einführende Literatur, Nachschlagewerke und Zeitschriften**

a) einführende Literatur

Crystal, D. (1993): Die Cambridge Enzyklopädie der Sprache. Frankfurt
am Main. [Englische Originalausgabe: The Cambridge Encyclopedia
of Language. Cambridge, New York, Melbourne (1987)].

Geier, M. (1998): Linguistik. Was sie kann, was sie will. Reinbek.

Linke, A./Nussbaumer, M./Portmann, P.R. (1996): Studienbuch Linguistik. Tübingen.

Volmert, J. (Hrsg.) (1997): Einführung in die Sprachwissenschaft für
Lehramtsstudiengänge. 2. Auflage, München.

b) Klassiker-Sammlung

Hoffmann, L. (Hrsg.) (1996): Sprachwissenschaft. Ein Reader. Berlin.

c) Nachschlagewerke

Bussmann, H. (1990): Lexikon der Sprachwissenschaft. 2. Auflage, Stuttgart.

Glück, H. (Hrsg.) (2000): Metzler-Lexikon Sprache. 2. Auflage, Stutt-
gart/Weimar.

Lewandowski, T. (1994): Linguistisches Wörterbuch (3 Bände). München.

Handbücher zur Sprach- und Kommunikationswissenschaft (HSK): Ber-
lin/ New York: de Gruyter. (= zentrale Handbuchreihe; bisher erschienen sind Bände zu: Dialektologie, Sprachgeschichte, Soziolinguistik,

Computerlinguistik, Wörterbücher, Semantik, Sprachphilosophie, Sprachstörungen, Syntax, Schrift und Schriftlichkeit, Namenforschung, Kontaktlinguistik, Semiotik, Fachsprachen).

d) Zeitschriften

Cognitive Linguistics. Arie Verhaben (Hrsg.), Dutch Lingustics, Leiden University, P.O. Box 9515, NL-2300 RA Leiden. Verleger: Walter de Gruyter GmbH & co. KG, 10785 Berlin. (erscheint viermal jährlich)

Deutsche Sprache. Heinrich Löffler, Hans-Werner Eroms, Gisela Harras, Gerhard Stickel und Giesela Zifonun (Hrsg.), im Auftrag des Instituts für deutsche Sprache, Mannheim, Redaktion: Franz-Josef Berens, Erich Schmidt Verlag, Berlin, Bielefeld, München. (erscheint vierteljährlich)
www.erich-schmidt-verlag.de/Mags/ds.htm

International Journal of Corpus Lexicography. A. P. Cowie (Hrsg.), UK. Verleger: Oxford University Press, Great Clarendon Street, Oxford OX2 6DP, UK. www3.oup.co.uk/jnls/list/lexico/ (erscheint viermal jährlich)

International Journal of Corpus Linguistics (IJCL). Wolfgang Teubert (Hrsg.), Institut für deutsche Sprache, Postfach 10 16 21, 68016 Mannheim
http://solaris3.ids-mannheim.de/ijcl/

Linguistik online
http://viadrina.euv-frankfurt-o.de/~wjournal

Linguistische Berichte. Günther Grewendorf und Arnim von Stechow (Hrsg.), Redaktion: Prof. Dr. Günther Grewendorf, Johann-Wolfgang Goethe-Universität, Institut für Deutsche Sprache und Literatur II, Gräfstr. 76, 60486 Frankfurt/Main. Vertrieb: Westdeutscher Verlag GmbH, Postfach 58 29, 65048 Wiesbaden (erscheint vierteljährlich)
www.westdeutschervlg.de/welcome/produkte/zeitschriften/z13_1.htm

Osnabrücker Beiträge zur Sprachtheorie (OBST). Redaktion: Gotenstraße 26, 26121 Oldenburg
www.linse.uni-essen.de/obst/obst.htm

Sprachreport. Informationen und Meinungen zur deutschen Sprache. Herausgegeben vom Institut für deutsche Sprache (IdS), Postfach 10 16 21, 68016 Mannheim (erscheint vierteljährlich)

Studia Linguistica. A Journal of General Linguistics. Christer Platzack und Jan-Olof Svantesson (Hrsg.), University of Lund, Schweden.

Blackwell Publishers Ltd., 108 Cowly Road, Oxford OX4 1JF, Malden, MA 02148, USA. (erscheint dreimal jährlich)

Zeitschrift für Angewandte Linguistik (ZfAL). Gesellschaft für Angewandte Linguistik (Hrsg.); Redaktion: Prof. Dr. Josef Klein, Universität Koblenz, Institut für Germanistik, Rheingau 1, 56075. Vertrieb: Peter Lang Verlag, Frankfurt.

Zeitschrift für Germanistische Linguistik (ZGL). Deutsche Sprache in Gegenwart und Geschichte. Helmut Henne, u.a. (Hrsg.). Walter de Gruyter & Co. KG, Postfach 30 34 21, 10728 Berlin. (erscheint dreimal jährlich)

Zeitschrift für Semiotik. Roland Posner (Hrsg.), Berlin. Redaktion: Frank Beckmann u.a., Arbeitsstelle für Semiotik, Technische Universität Berlin, Ernst-Reuter-Platz, 10587 Berlin. Stauffenburg Verlag, Postfach 25 25, 72015 Tübingen. (ein Band erscheint jährlich in 4 Heften)

Zeitschrift für Sprachwissenschaft (ZS). Redaktion: Ulrike Demske, Prof. Dr. Ingo Plag u.a., Englisches Seminar, Universität Hannover, Königsworther Platz 1, 30167 Hannover. Herausgegeben von der Deutschen Gesellschaft für Sprachwissenschaften (DGfS). (erscheint jährlich in zwei Heften)

• Berufsbezogene Literatur

Absolventenreport Magisterstudiengänge (1995): Ergebnisse einer Längsschnittuntersuchung zum Berufsübergang von Absolventinnen und Absolventen der Magisterstudiengänge. Hrsg. vom Bundesministerium für Bildung, Wissenschaft, Forschung und Technologie. Bonn.

Becker-Mrotzek, M./*Brünner*, G. (1999): Gesprächsforschung für die Praxis: Ziele, Methoden, Ergebnisse. In: Stickel, G. (Hrsg.): Sprache – Sprachwissenschaft – Öffentlichkeit. Jahrbuch des IDS 1998. Berlin. S. 172-193.

Becker-Mrotzek, M./*Doppler*, C. (Hrsg.) (1998): Medium Sprache im Beruf. Eine Aufgabe für die Linguistik. [Forum für Fachsprachen-Forschung. Hrsgg. von Hartwig Kalverkämper. Band 49] Tübingen.

Blamberger, G./*Glaser*, H./*Glaser*, U. (Hrsg.) (1993): Berufsbezogen studieren. Neue Studiengänge in den Literatur-, Kultur- und Medienwissenschaften. München.

Brünner, G./*Fiehler*, R./*Kindt*, W. (Hrsg.) (1999): Angewandte Diskursforschung (2 Bände). Band 1: Grundlagen und Beispielanalysen; Band 2: Methoden und Anwendungsbereiche. Opladen/Wiesbaden.

Bundesanstalt für Arbeit (Hrsg.): Blätter zur Berufskunde, Band 3. Gütersloh:

- Sprachwissenschaftler/Sprachwissenschaftlerin, Computerlinguist/ Computerlinguistin, Phonetiker/Phonetikerin. 4. Aufl. 1993.
- Neusprachlicher Philologe/ Neusprachliche Philologin (Anglistik/ Romanistik). 7. Aufl. 1996.
- Germanist/Germanistin. 6. Aufl. 1997.

Cölfen, H./*Januschek*, F. (Hrsg.) (1996): Linguistische Beratung ... im Spiegel der Praxisfelder. Osnabrücker Beitrage zur Sprachtheorie (OBST) 53. Oldenburg.

Ehlert, Holger/*Welbers*, Ulrich (1999): Handbuch Praxisinitiativen an Hochschulen. Neuwied/Kriftel.

Jäger, G./ *Schönert*, J. (Hrsg.) (1997): Wissenschaft und Berufspraxis. Angewandtes Wissen und praxisorientierte Studiengänge in den Sprachwissenschaften, Literaturwissenschaften, Kulturwissenschaften und Medienwissenschaften. Paderborn.

Konegen-Grenier, C. (1997): Berufschancen für Geisteswissenschaftler. In: Beiträge zur Gesellschafts- und Bildungspolitik 216. Hrsg.: Institut der deutschen Wirtschaft Köln.

Konegen-Grenier, C. (1999): Berufschancen für Geisteswissenschaftler in der Wirtschaft. In: Becker-Mrotzek/Doppler (Hrsg.), 53-66.

Naumann, C. (1999): Sprung in die Zukunft. Mit Medien- und Kommunikationsberufen zum Erfolg. Qualifikationen, Ideen, Karrieren. Stuttgart.

- **Bibliotheken**

  - *Library of Congress*
    http://lcweb.loc.gov/catalog
  - *Deutsche Nationalbibliothek*
    www.ddb.de
  - *HBZ NRW*
    www.hbz-nrw.de
  - *Sammelschwerpunkt: Allgemeine und vergleichende Sprachwissenschaft. Allgemeine Linguistik*
    www.webis.sub.uni-hamburg.de/ssg/bib.30/ssg.7_11

Zugang zu zahlreichen Bibliothekskatalogen unter:
www.ubka.uni-karlsruhe.de/kvk.html

• Verbände

Bundesverband Deutscher Unternehmensberater (BDU)
Friedrich-Wilhelm Str. 2, 53113 Bonn
Tel.: (02 28) 9 16 10   E-Mail: bdu-bonn@t-online.de
Fax: (02 28) 91 61 26   Internet: http://www.bdu.de

Deutscher Industrie- und Handelstag (DIHT)
(Spitzenverband der Industrie- und Handelskammern)
Adenauerallee 148, 53113 Bonn

• Sonstige Einrichtungen

- *Hochschulrektorenkonferenz* (HRK)
  Links zu allen Universitäten und ihren Studienangeboten
  www.hochschulkompass.hrk.de
- Deutscher Akademischer Austauschdienst (DAAD)
  Kennedyallee 50, 53175 Bonn, Postfach 200404, 53134 Bonn
  Tel.   (02 28) 88 20 Internet: www.daad.de
- *Sprachbüro*
  Gotenstraße 26, 26121 Oldenburg
  Tel.   (04 41) 8 17 42   E-Mail: diskfors@hrz1.uni-oldenburg.de
- *AREAS* (Annual Report on English and American Studies), Ruprecht Karls-Universität Heidelberg, Institut für Übersetzen und Dolmetschen, Plöck 57 A, 69117 Heidelberg. z. Z.:
  Prof. Dr. Norbert Greiner Prof. Dr. Joachim Kornelius
  Tel.:(0 62 21) 54 72 52   Tel.:(0 62 21) 54 72 27
                             Fax.:(0 62 21) 54 75 61,
  cand. phil. Nicole Keller, Redaktionsassistentin
  Tel.:(0 62 21) 54 72 32   E-Mail: keller@jerry.iued.uni-
                             heidelberg.de

Anschriften der AutorInnen

Univ.-Prof. Dr. phil. Gerd Antos M.A.
Martin-Luther-Universität Halle-Wittenberg, Germanistische
Linguistik, Luisenstrasse 2, 06099 Halle (Saale)
Tel.: (03 45) 5 52 36 00   Fax: (03 45) 5 52 71 07
E-Mail: antos@germanistik.uni-halle.de

Priv.-Doz. Dr. phil. Sabine Bastian
Universität Leipzig, Institut für Romanistik. Brühlcenter 34-
50, 04109 Leipzig
Tel.: (03 41) 9 73 74 38   Fax: (03 41) 9 73 74 29
E-Mail: sbastian@rz.uni-leipzig.de

Univ.-Prof. Dr. phil. Michael Becker-Mrotzek
Universität zu Köln, Seminar für deutsche Sprache und ihre
Didaktik, Gronewaldstr. 2, 50931 Köln (Lindenthal)
Tel.: (02 21) 4 70 47 70   Fax: (02 21) 4 70 59 89
E-Mail: becker.mrotzek@uni-koeln.de

Univ.-Prof. Dr. phil. Gisela Brünner
Universität Dortmund, Institut für deutsche Sprache und Li-
teratur. Emil-Figge-Str. 50, 44221 Dortmund
Tel.: (02 31) 7 55 29 16   Fax: (02 31) 7 55 44 98
E-Mail: bruenner@mail.fb15.uni-dortmund.de

Univ.-Prof. Dr. phil. Hans-Jürgen Bucher
Universität Trier, Medienwissenschaft, Fachbereich II,
54286 Trier
Tel.: (06 51) 2 01 36 07/-36 11   Fax: (06 51) 2 01 36 16
E-Mail: bucher@uni-trier.de

Dr. phil. Hermann Cölfen M.A.
Universität GH Essen, Fachbereich 3 (Literatur- und
Sprachwissenschaften). Universitätsstr. 12, 45117 Essen
Tel. (02 01) 1 83 42 16   Fax: (02 01) 1 83 34 64
E-Mail: hermann.coelfen@uni.essen.de

Univ.-Prof. Dr. phil. Gert Rickheit
Universität Bielefeld, Fakultät für Linguistik und Literatur-
wissenschaft, Postfach 10 01 31, 33501 Bielefeld
Tel.: (05 21) 1 06 53 10 /-69 28   Fax: (05 21) 1 06 64 47
E-Mail: gert.rickheit@uni-bielefeld.de

Dr. phil. Martina Hielscher
Universität Bielefeld, Fakultät für Linguistik und Literatur-
wissenschaft, Postfach 10 01 31, 33501 Bielefeld
Tel.: (05 21) 1 06 53 14 /-69 28   Fax: (05 21) 1 06 64 47
E-Mail: martina.hielscher@uni-bielefeld.de

Univ.-Prof. Dr. phil. Werner Holly
Technische Universität Chemnitz, Germanistische Sprach-
wissenschaft, 09107 Chemnitz
Tel.: (03 71) 5 31 49 08   Fax: (03 71) 5 31 40 52
E-Mail: werner.holly@phil.tu-chemnitz.de

Univ.-Prof. Dr. phil. Eva-Maria Jakobs
RWTH Aachen, Germanistisches Institut, Eilfschornstein-
straße 15, 52062 Aachen
Tel.: (02 41) 80 60 76   Fax.: (02 41) 8 88 82 69
E-Mail: e.m.jakobs@germanistik.rwth-aachen.de

Dr. phil. Annette Lepschy
Lepschy & Lepschy GbR, Personal- und Organisations-
entwicklung, Augustastr. 70, 48153 Münster
Tel.: (02 51) 77 53 55   Fax: (02 51) 77 53 68
E-Mail: lepschy@t-online.de

Univ.-Prof. Dr. rer. soc. Bernd Müller-Jacquier M.A., M.Sc.
TU Chemnitz, Interkulturelle Kommunikation, Thüringer
Weg 11, 09107 Chemnitz
Tel.: (03 71) 5 31 39 66   Fax: (03 71) 5 31 29 33
E-Mail: mue-jac@phil.tu-chemnitz.de

Univ.-Prof. Dr. phil. Bernd Rüschoff
Universität GH Essen, Fachbereich 3 (Literatur- und
Sprachwissenschaften). Universitätsstr. 12, 45117 Essen
Tel. (02 01) 1 83 40 52 /-34 60   Fax: (02 01) 1 83 42 25
E-Mail: bernd.rueschoff@uni.essen.de

Univ.-Prof. Dr. phil. Ulrich Schmitz
Universität GH Essen, Fachbereich 3 (Literatur- und
Sprachwissenschaften). Universitätsstr. 12, 45117 Essen
Tel. (02 01) 1 83 34 28   Fax: (02 01) 1 83 34 64
E-Mail: ulrich.schmitz@uni.essen.de

HDoz. Dr. phil. Jan D. ten Thije
TU Chemnitz, Interkulturelle Kommunikation, Thüringer
Weg 11, 09107 Chemnitz
Tel.: (03 71) 5 31 29 66   Fax: (03 71) 5 31 29 33
E-Mail: jan.tenthije@phil.tu-chemnitz.de

Forum Angewandte Linguistik

Publikationsreihe der Gesellschaft für Angewandte Linguistik (GAL)

Die Bände 1-17 dieser Reihe sind im Gunter Narr Verlag, Tübingen erschienen.

Band 18 Bernd Spillner (Hrsg.): Sprache und Politik. Kongreßbeiträge zur 19. Jahrestagung der Gesellschaft für Angewandte Linguistik GAL e.V., 1990.

Band 19 Claus Gnutzmann (Hrsg.): Kontrastive Linguistik, 1990.

Band 20 Wolfgang Kühlwein, Albert Raasch (Hrsg.): Angewandte Linguistik heute. Zu einem Jubiläum der Gesellschaft für Angewandte Linguistik, 1990.

Band 21 Bernd Spillner (Hrsg.): Interkulturelle Kommunikation. Kongreßbeiträge zur 20. Jahrestagung der Gesellschaft für Angewandte Linguistik GAL e.V., 1990.

Band 22 Klaus J. Mattheier (Hrsg.): Ein Europa – Viele Sprachen. Kongreßbeiträge zur 21. Jahrestagung der Gesellschaft für Angewandte Linguistik GAL e. V., 1991.

Band 23 Bernd Spillner (Hrsg.): Wirtschaft und Sprache. Kongreßbeiträge zur 22. Jahrestagung der Gesellschaft für Angewandte Linguistik GAL e.V., 1992.

Band 24 Konrad Ehlich (Hrsg.): Diskursanalyse in Europa, 1994.

Band 25 Winfried Lenders (Hrsg.): Computereinsatz in der Angewandten Linguistik, 1993.

Band 26 Bernd Spillner (Hrsg.): Nachbarsprachen in Europa. Kongreßbeiträge zur 23. Jahrestagung der Gesellschaft für Angewandte Linguistik GAL e.V., 1994.

Band 27 Bernd Spillner (Hrsg.): Fachkommunikation. Kongreßbeiträge zur 24. Jahrestagung der Gesellschaft für Angewandte Linguistik GAL e.V., 1994.

Band 28 Bernd Spillner (Hrsg.): Sprache: Verstehen und Verständlichkeit. Kongreßbeiträge zur 25. Jahrestagung der Gesellschaft für Angewandte Linguistik. GAL e.V., 1995.

Band 29 Ernest W.B. Hess-Lüttich, Werner Holly, Ulrich Püschel (Hrsg.): Textstrukturen im Medienwandel, 1996.

Band 30 Bernd Rüschoff, Ulrich Schmitz (Hrsg.): Kommunikation und Lernen mit alten und neuen Medien. Beiträge zum Rahmenthema "Schlagwort Kommunikationsgesellschaft" der 26. Jahrestagung der Gesellschaft für Angewandte Linguistik GAL e.V., 1996.

Band 31 Dietrich Eggers (Hrsg.): Sprachandragogik, 1997.

Band 32 Klaus J. Mattheier (Hrsg.): Norm und Variation, 1997.

Band 33 Margot Heinemann (Hrsg.): Sprachliche und soziale Stereotype, 1998.

Band 34 Hans Strohner, Lorenz Sichelschmidt, Martina Hielscher (Hrsg.): Medium Sprache, 1998.

Band 35 Burkhard Schaeder (Hrsg.): Neuregelung der deutschen Rechtschreibung. Beiträge zu ihrer Geschichte, Diskussion und Umsetzung, 1999.

Band 36 Axel Satzger (Hrsg.): Sprache und Technik, 1999.

Band 37 Michael Becker-Mrotzek, Gisela Brünner, Hermann Cölfen (Hrsg.), unter Mitarbeit von Annette Lepschy: Linguistische Berufe. Ein Ratgeber zu aktuellen linguistischen Berufsfeldern, 2000.

Europäischer Verlag der Wissenschaften

Peter Lang ·

Axel Satzger (Hrsg.)

Sprache und Technik

Frankfurt/M., Berlin, Bern, Bruxelles, New York, Wien, 1999.
136 S., zahlr. Abb.
Forum Angewandte Linguistik.
Herausgegeben von der Gesellschaft für Angewandte Linguistik e.V. Bd. 36
ISBN 3-631-35172-0 · br. DM 49.–*

„Sprache und Technik" bildete das Rahmenthema der 29. Jahrestagung der Gesellschaft für Angewandte Linguistik (GAL). Die Verbindung der Begriffe Sprache und Technik legt es nahe, über fachinternen sowie die Grenzen der Fächer überschreitenden Sprachgebrauch nachzudenken. Vor dem Hintergrund der von den Individuen zu bewältigenden Aneignung der neuen Kommunikationstechnologien werden Probleme der arbeitsteiligen Kognition und der kommunikativen Kompetenz in beruflichen Handlungsfeldern, der Kulturspezifik im Umfeld von Terminologie und der Informationsdichte in Textsorten der Technischen Dokumentation behandelt. Metaphorik bei der Technikbewertung, Differenzen in der Konzeptualisierung naturwissenschaftlicher Grundlagen bei Befürwortern und Gegnern innerhalb der Gentechnik-Debatte sowie Forderungen an die Sprachsynthese runden das Informationsangebot ab.

Aus dem Inhalt: Arbeitsteilige Kognition in beruflichen Handlungsfeldern · Kulturspezifik im Umfeld von Terminologie · Technikmetaphern und Technikbewertung · Informationsverdichtung in Textsorten der Technischen Dokumentation · Differenzen in der Konzeptualisierung naturwissenschaftlicher Grundlagen in der Gentechnik-Debatte · Aktuelle Forderungen an die Sprachsynthese

Frankfurt/M · Berlin · Bern · Bruxelles · New York · Oxford · Wien
Auslieferung: Verlag Peter Lang AG
Jupiterstr. 15, CH-3000 Bern 15
Telefax (004131) 9402131
*inklusive Mehrwertsteuer
Preisänderungen vorbehalten